Liebe Leserin, lieber Leser,

immer mehr Menschen möchten nicht gleich zur „chemischen Keule“ greifen und vertrauen zunächst lieber auf die Heilkraft der Natur. Der vielleicht größte Schatz der Natur sind dabei die Heilkräuter und -pflanzen. Und es stimmt tatsächlich, was ein altes Sprichwort sagt: Gegen jedes Zipperlein ist ein Kraut gewachsen! Viele dieser Kräuter sind schon seit Jahrhunderten für ihre heilenden Kräfte bekannt und haben sich zur Behandlung der verschiedensten Beschwerden bestens bewährt. Das Wissen über den richtigen Umgang mit diesen Heilkräutern und -pflanzen sowie die entsprechenden Rezepte wurden von Generation zu Generation weitergegeben und in Kräuterbüchern aufgeschrieben. Heute kann die moderne Wissenschaft sogar die Wirkungen der Heilpflanzen belegen und bestätigt dadurch das, was die Großmutter allein aus der Erfahrung schon wusste.

In diesem Büchlein habe ich für Sie die Top 12 der Heilpflanzen zusammengestellt. Sie erfahren, welche Inhaltsstoffe in den einzelnen Pflanzen für die heilenden Wirkungen verantwortlich sind und gegen welche Beschwerden Sie die Pflanze anwenden können. Sie finden zu jeder Heilpflanze Tipps zum Sammeln und bewährte Rezepte. Auf diese Weise können Sie sich ganz leicht z. B. heilende Tees, Tinkturen oder lindernde Packungen und Auflagen herstellen und so die „Magie der Heilpflanzen“ selbst erleben. Gleichzeitig finden Sie auch in jedem Heilpflanzenporträt eine Auswahl von Fertigpräparaten, in denen Extrakte der entsprechenden Pflanze enthalten sind.

Ich hoffe, dass mein kleines Heilpflanzenlexikon für Sie ein treuer Begleiter werden wird, in dem Sie bei Alltagsbeschwerden nachlesen können, wie Sie von der Kraft der Heilpflanzen profitieren.

Ihre

Beate Rossbach

Beate Rossbach
Heilpraktikerin

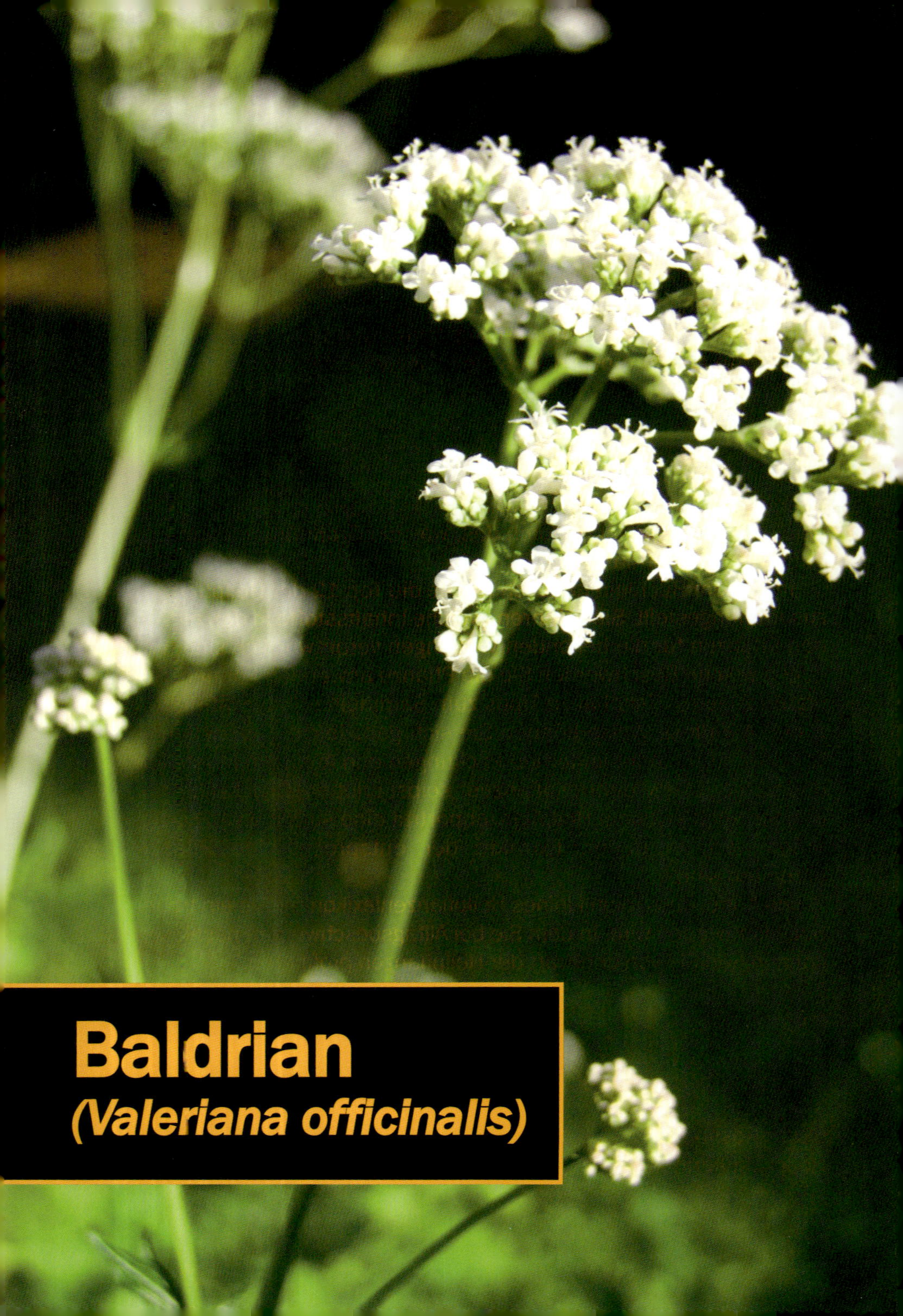

Baldrian
(Valeriana officinalis)

Baldrian

Die Nummer 1 für starke Nerven und guten Schlaf

Mit einem beruhigenden Baldrianbad finden Sie leichter in den Schlaf

Der Baldrian ist eine bis zu ein Meter hohe Pflanze, die zur Familie der Baldriangewächse (Valerianaceae) gehört. Sie verfügt über einen kurzen Wurzelstock, von dem fingerlange, büschelig angeordnete Wurzeln abgehen. Ihr Stängel ist aufrecht und hat unpaarig gefiederte Blätter. Zwischen Mai und September bilden sich zartrosafarbene bis weiße Blüten in großen Trugdolden aus.

Zu medizinischen Zwecken werden ausschließlich die unterirdischen Teile des Wurzelstocks verwendet. Zwar können Sie auch aus den Blüten einen Tee herstellen, seine Wirkung ist jedoch nicht mit der von Wurzelzubereitungen vergleichbar.

Das sind die Inhaltsstoffe der Baldrianwurzel:

- ätherisches Öl (u. a. Isovaleriansäure)
- Monoterpene (z. B. alpha-Pinen, Borneol, Campher)
- sekundäre Pflanzenstoffe (Iridoide)
- Sesquiterpene (Valerensäuren)
- Pyridinalkaloide
- Kaffeesäurederivate
- Hesperidinsäure
- Valepotriate

Fertigpräparate aus Baldrianwurzel erhalten Sie in Form von Tropfen und Dragees. Außerdem sind auch Baldrian-Teezubereitungen, ätherische Ölauszüge und Tinkturen erhältlich. Die im Baldrian enthaltenen Valerensäuren verhindern im Gehirn den Abbau eines beruhigenden Nervenbotenstoffs (Gamma-Aminobuttersäure, GABA) und erhöhen sogar dessen Ausschüttung. Über denselben Mechanismus wirken auch chemische Beruhigungsmittel (Diazepame, z. B. Valium®). Anders als chemische Beruhigungsmittel führt Baldrian jedoch nicht zu einer Abhängigkeit.

So wirkt Baldrian:
- beruhigend
- schlaffördernd
- entspannend
- krampflösend
- angstlösend
- harmonisierend

Baldrian bindet im Gehirn an den sogenannten Schlafrezeptor (Adenosin-1-Rezeptor) und lässt Sie dadurch, wie der natürliche Nervenbotenstoff Adenosin, müde werden.

Das sind die Anwendungsgebiete des Baldrians:
- Nervosität, innere Unruhe
- Schlafstörungen
- Angst- und Spannungszustände
- Konzentrationsstörungen
- Reizbarkeit
- nervöse Herz- und Magenbeschwerden

Wissenschaftlich erwiesen ist die Anwendung bei nervösen Unruhezuständen, Einschlafschwierigkeiten und Erregbarkeit. Die Volksmedizin wendet Baldrian auch bei nervös bedingten Herzleiden, Magenbeschwerden sowie nervöser Erschöpfung und Konzentrationsschwäche an. Die Wirksamkeit bei diesen Beschwerden ist noch nicht bewiesen.

Als Nebenwirkungen *können in seltenen Fällen Allergien oder paradoxe Reaktionen auftreten, die sich in Angst- und Unruhezuständen äußern. Durch die Einnahme von Baldrian-Präparaten kann auch die Fahrtüchtigkeit eingeschränkt werden.*

So wenden Sie den Baldrian an

Nach der Blütezeit im Oktober können Sie Baldrianwurzeln im Garten ausgraben. Trocknen Sie die Wurzeln schonend bei 50 °C im Backofen, und bewahren Sie sie anschließend trocken, luftdicht und dunkel in einem Schraubglas auf. Getrocknete Baldrianwurzeln können Sie auch in Stückchen oder gemahlen in der Apotheke kaufen, ebenso wie Baldrianwurzel-Fertigpräparate.

Grundrezept für Baldriantee

Baldriantee zeigt die beste Wirkung, wenn Sie ihn als Kaltauszug ansetzen. Übergießen Sie dazu 1 TL klein geschnittene Baldrianwurzel mit einer Tasse (150 ml) kaltem Wasser, und lassen Sie den Ansatz über Nacht ziehen. Filtern Sie ihn anschließend ab, und erwärmen Sie den Tee auf Trinktemperatur. Trinken Sie den Tee in kleinen Schlucken, wenn Sie nervös und unruhig sind.

Schlafförderndes Baldrianbad

Lassen Sie 75 g Baldrianwurzel in kleinen Stücken mit 2 l Wasser kurz aufkochen und anschließend eine halbe Stunde lang ziehen. Sieben Sie die Wurzelteile ab, und fügen Sie den Sud Ihrem etwa 37 °C warmen Badewasser hinzu. Nehmen Sie darin ein 15-minütiges Vollbad, und gehen Sie anschließend zu Bett.

Beruhigende Baldriantinktur

Übergießen Sie 2 EL Baldrianwurzeln in einem Schraubdeckelglas so lange langsam mit Doppelkorn, bis sie vollkommen bedeckt sind. Lassen Sie die Mischung an einem dunklen Ort zwei bis vier Wochen lang ziehen und filtern Sie sie anschließend in eine dunkle Flasche ab. Nehmen Sie von der etwa ein Jahr lang haltbaren Tinktur bei Bedarf 1 bis 2 TL ein.

Fertigpräparate

Baldriparan® zur Beruhigung, 100 Tbl. ab 13 €; Baldriparan® stark für die Nacht, 30 Drg. ab 7 €; Sedonium®, 100 Drg. ab 15,80 €; Baldrian Dispert® Nacht, 50 Tbl. ab 9 €; Baldrian Dispert® Tag, 100 Drg. ab 11 €; Baldrian Tinktur Hetterich®, 100 ml ab 3 €; Euvegal®, 50 Tbl. ab 19,45 €

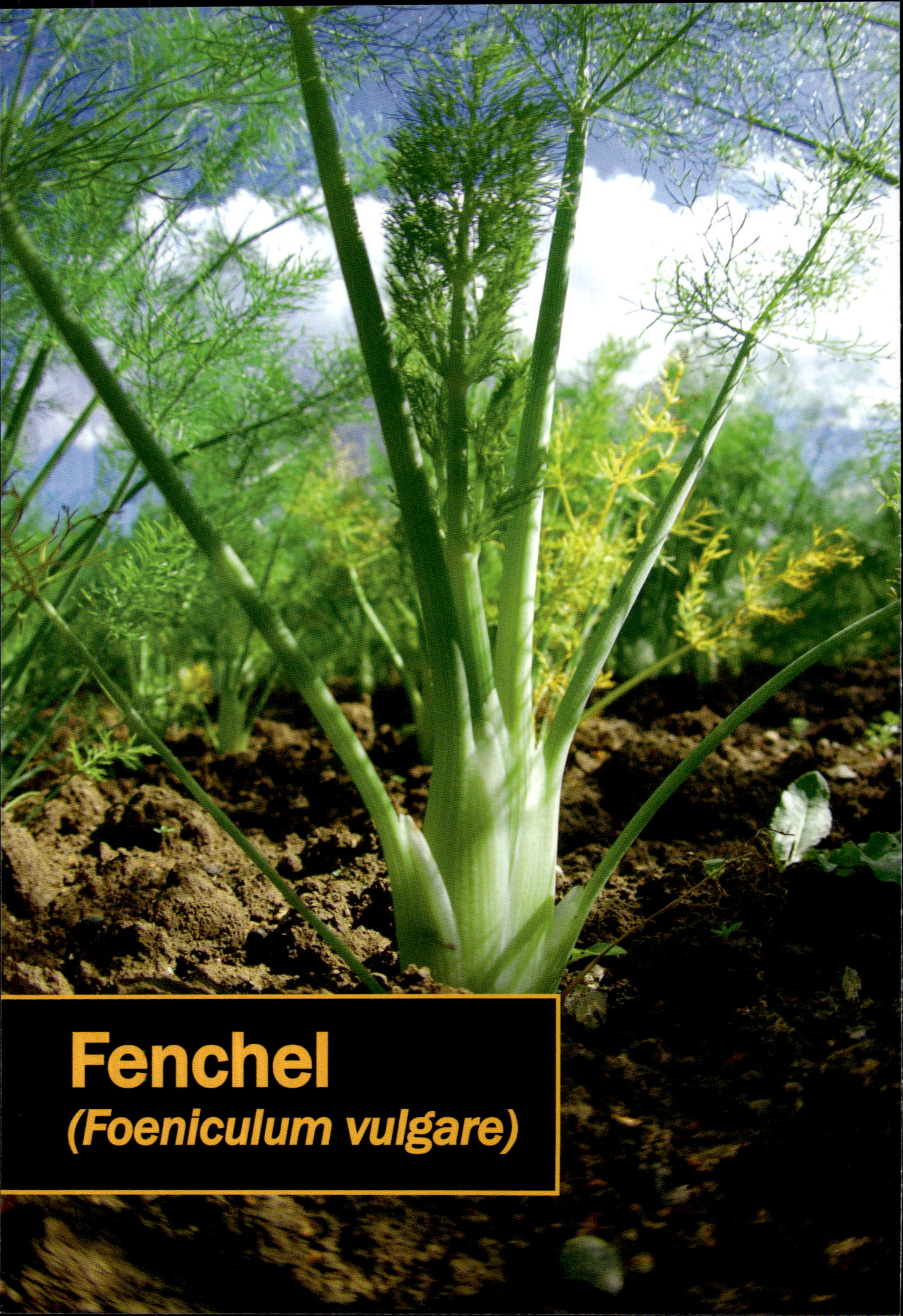

Fenchel

(Foeniculum vulgare)

Fenchel

Altbewährt bei Magenschmerzen und Verdauungsstörungen

Mit Fenchelhonig löst sich Ihr Husten leichter

Der Fenchel ist eine bis zu zweieinhalb Meter hohe Staude mit einem aufrechten, reich verzweigten Stängel aus der Familie der Doldengewächse (Apiaceae). Die Zweige tragen fein gefiederte, fadendünne Blätter. Im Juli erscheinen die kleinen gelben Blüten, die in Dolden mit bis zu 15 cm Durchmesser angeordnet sind. Die aus den Blüten wachsenden Samen sind ab September reif. Ursprünglich stammt die Pflanze aus dem Mittelmeerraum, sie wächst aber heute auch bei uns wild und in Gärten.

Zu medizinischen Zwecken werden die ganzen Früchte und das aus den getrockneten Samen durch Dampfdestillation gewonnene ätherische Öl angewendet. Sie erhalten Fenchel in Teezubereitungen, in Fenchelhonig und als Bestandteil von Verdauungselixieren (Carminativa).

Das sind die wichtigsten Inhaltsstoffe des Fenchels:

- ätherisches Öl (Hauptkomponenten: trans-Anethol, Fenchon, Estragol)
- Cumarine
- Flavonoide (u. a. Isoquercitrin, Rutin)
- fettes Öl
- Kaffeesäuren
- Phenolcarbonsäuren

Das ätherische Fenchelöl wirkt entspannend auf die glatte Muskulatur des Magen-Darm-Trakts und der Bronchien. Gleichzeitig beschleunigt es die Schlagfrequenz der feinen Flimmerhärchen auf der Bronchialschleimhaut. Dadurch unterstützt das Öl die natürlichen Reinigungsprozesse in den Atemwegen und löst dort festsitzenden Schleim. Die frühere Warnung des Bundesinstituts für Verbraucherschutz, dass Estragol im ätherischen Fenchelöl krebserregend wirkt, hat sich am Menschen nicht nachweisen lassen.

So wirkt Fenchel:

- schleimlösend
- hustenstillend
- verdauungsfördernd
- krampflösend
- blähungstreibend
- appetitanregend
- schwach antibakteriell

Aus der Sicht der Traditionellen Chinesischen Medizin (TCM) harmonisiert und erwärmt Fenchel den Magen. Er vertreibt innerliche Kälte und kann Schmerzen lindern.

Das sind die Anwendungsgebiete des Fenchels:

- Husten
- Bronchitis
- Verdauungsschwäche
- Blähungen
- Magenkrämpfe
- Appetitlosigkeit

In der Volksmedizin wird Fenchel auch bei Entzündungen der Bindehaut und Ermüdungserscheinungen am Auge angewendet. Hierzu legen Sie mit Fenchelwasser getränkte Kompressen auf die Augen. Bewiesen ist die positive Wirkung bei Magen-Darm-Beschwerden und Infekten der oberen Luftwege. Diese Anwendungen werden auch von der Kommission E des ehemaligen Bundesgesundheitsamts befürwortet. Zu verdauungsfördernden Zwecken wird Fenchel häufig in Fertigpräparaten mit Anis und Kümmel kombiniert.

Nebenwirkungen: In seltenen Fällen kann Fenchel allergische Haut-, Magen- und Darmreaktionen auslösen, besonders wenn eine Sellerieallergie vorliegt.

So wenden Sie den Fenchel an

Fenchelfrüchte sollten Sie lieber nicht sammeln, denn sie können leicht mit den giftigen Schierlingsfrüchten verwechselt werden. Getrocknete Fenchelfrüchte erhalten Sie ebenso wie Teezubereitungen und Fertigpräparate in Apotheken, Reformhäusern und Drogeriemärkten.

Grundrezept für Fencheltee

Überbrühen Sie 1 gehäuften EL getrocknete, zerstoßene Fenchelfrüchte mit ¼ l kochendem Wasser, und lassen Sie den Tee 10 Minuten ziehen. Trinken Sie nach dem Abseihen bei Husten und Verdauungsbeschwerden bis zu vier Tassen täglich davon.

Hustenlösender Fenchelsirup

Zerstoßen Sie 30 g getrocknete Fenchelfrüchte in einem Mörser, und kochen Sie sie in ½ l Wasser auf. Lassen Sie den Ansatz vor dem Abseihen 10 Minuten ziehen. Vermischen Sie den auf etwa 40 °C abgekühlten Sud mit 400 g Honig, und füllen Sie den Sirup in eine dunkle Flasche. 3 bis 4 TL am Tag unterstützen die Heilung bei Husten und Bronchitis.

Fencheltinktur gegen Blähungen

Übergießen Sie 2 gehäufte EL grob zerstoßene Fenchelsamen mit 100 ml Doppelkorn in einem Schraubdeckelglas. Filtern Sie den Ansatz nach 6 Wochen in eine dunkle Tropfflasche ab, und nehmen Sie bei Bedarf 20 Tropfen davon ein. Die Tinktur ist gut 1 Jahr lang haltbar.

Fertigpräparate

Teezubereitungen: Fenchel Bombastus®, 20 Btl. ab 2,55 €; H & S® Fenchel-Anis-Kümmel, 40 Btl. ab 4 €; Sidroga® Fencheltee, 20 Btl. ab 2,20 €

Verdauungsfördernde Tinkturen: Gastricholan®, 30 ml ab 3,50 €; Carminativum-Hetterich®, 20 ml ab 2,50 €; Presselin® Dyspeptikum, 100 ml ab 15 €

Fenchelhonig: Abtei® Fenchelhonig, 350 g ab 3 €; Salus® Fenchelhonig, 250 ml ab 7,95 €; topfit Fenchelhonig SN, 350 g ab 4,50 €

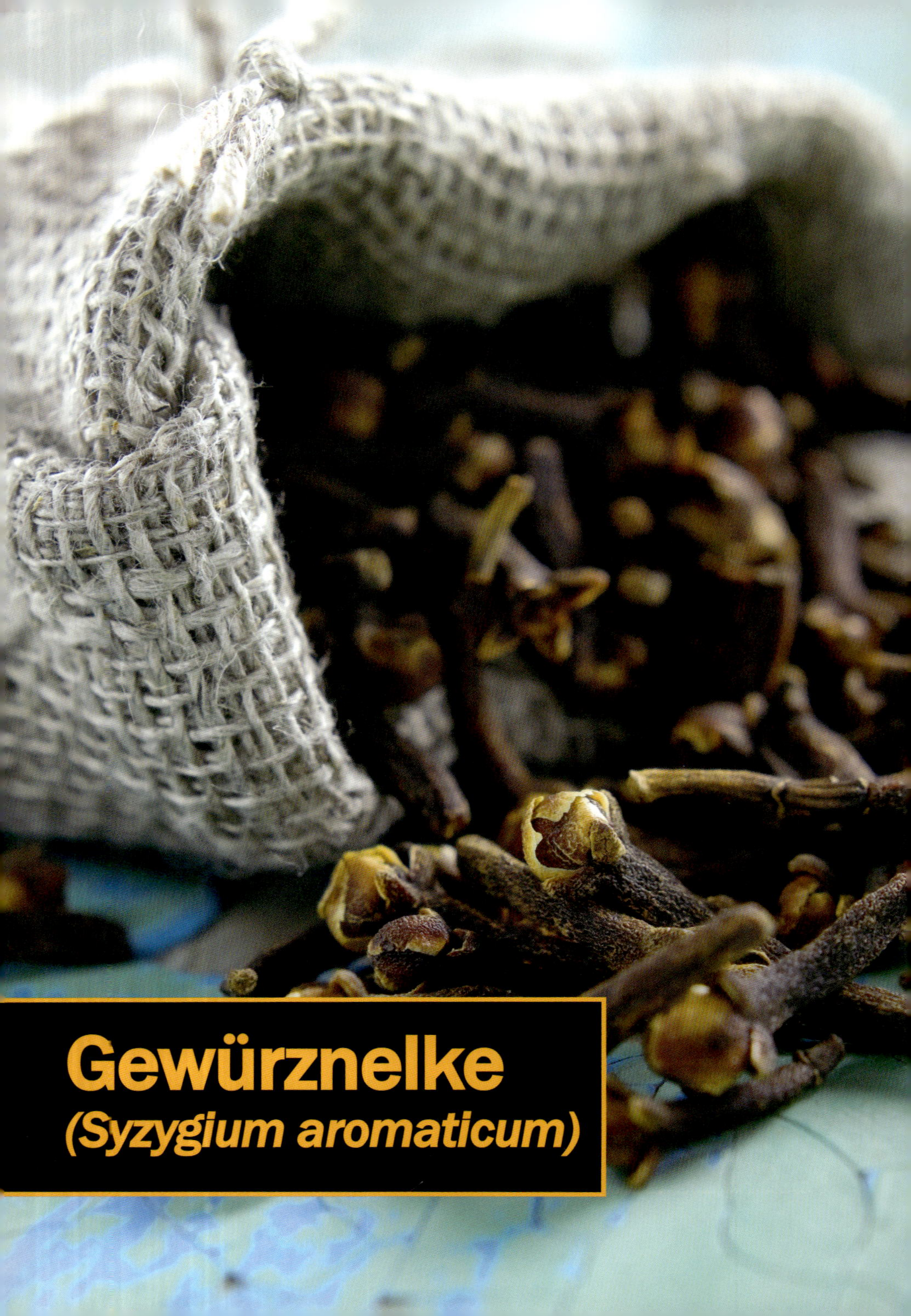

Gewürznelke
(Syzygium aromaticum)

Gewürznelke

Das Kuchengewürz vertreibt Bauch- und Zahnschmerzen im Nu

Äußerlich und innerlich anwendbar: Das ätherische Öl in den Nelken lindert Schmerzen im Mund und beseitigt krampfhafte Bauchschmerzen.

Der bis zu 20 Meter hohe Gewürznelkenbaum, der auf den Molukken heimisch ist, zählt zu den Myrtengewächsen (Myrtaceae) und trägt eiförmig spitze Blätter, die bis zu 15 cm lang sein können und ledrig sind. Aus den in Trugdolden stehenden gelblichroten Blüten entwickeln sich die dunkelroten Beerenfrüchte. Alle Teile des Gewürznelkenbaums duften intensiv und kräftig. Mit unseren heimischen Gartennelken haben die Gewürznelken übrigens nur den Namen gemeinsam, eine botanische Beziehung besteht zwischen den Pflanzen nicht.

Zu medizinischen Zwecken werden die von Hand gepflückten, getrockneten Blütenknospen des Gewürznelkenbaums angewendet.

Die wichtigsten Inhaltsstoffe der Gewürznelke sind:

- ätherisches Öl (Hauptbestandteil Eugenol)
- Flavonoide
- Gerbstoffe
- Triterpene
- Steroide (u. a. Beta-Sitosterol)

Der stärkste Wirkstoff in den Gewürznelken ist das Eugenol. Es kann nachweislich das Wachstum von Bakterien hemmen. Dabei zeigte sich im Laborversuch, dass die keimtötende Wirkung des Nelkenöls bereits nach zwei bis sieben Minuten einsetzt. Die verdauungsfördernde Wirkung der Gewürznelken wird durch den Gehalt an Gerbstoffen erklärt.

So wirken Gewürznelken:

- desinfizierend
- örtlich betäubend
- schmerzstillend
- keimtötend gegen Bakterien, Viren und Pilze
- verdauungsfördernd
- krampflösend

Die keimtötende und schmerzstillende Wirkung der Gewürznelken wird vor allem zur Gesunderhaltung von Zähnen und Zahnfleisch genutzt. Das ätherische Öl ist daher in manchen Mundwässern und provisorischen Zahnfüllungen enthalten. Aufgrund ihrer appetitanregenden und verdauungsfördernden Wirkung sind Gewürznelken auch häufig Bestandteil von Magenbitter-Likören.

Gewürznelken helfen gegen:

- Entzündungen der Mund- und Rachenschleimhaut
- Zahnschmerzen
- Schmerzen am Zahnfleisch
- Verdauungsschwäche
- Appetitmangel
- krampfartige Bauchschmerzen

Die Kommission E des ehemaligen Bundesgesundheitsamts empfiehlt die Anwendung von Gewürznelken gegen entzündliche Veränderungen in Mund und Rachen sowie zur lokalen Schmerzstillung in der Zahnheilkunde. Für diese Anwendungen können Sie entweder ätherisches Nelkenöl verwenden oder sich selbst eine Tinktur beziehungsweise Abkochung aus den getrockneten Nelken herstellen. Falls einer Ihrer Zähne – z. B. auch nach einer Zahnbehandlung – schmerzhaft gereizt ist, verschafft Ihnen eine Gewürznelke, die Sie einfach zwischen das Zahnfleisch und die Lippe legen, ebenfalls Linderung.

Achtung! *In seltenen Fällen kann es zu Überempfindlichkeitsreaktionen auf das im ätherischen Öl der Gewürznelken enthaltene Eugenol kommen.*

So wenden Sie Gewürznelken an

Getrocknete Gewürznelken erhalten Sie in jedem Supermarkt oder in Reformhäusern. Fertigpräparate, die Gewürznelken enthalten, können Sie in der Apotheke kaufen.

Grundrezept für Gewürznelkentee

Überbrühen Sie 2 Gewürznelken mit 150 ml Wasser, und lassen Sie den Ansatz 10 Minuten lang ziehen. Nach dem Abseihen können Sie den Tee entweder bei krampfhaften Bauchschmerzen trinken oder zur Mundspülung bei Mundschleimhaut- beziehungsweise Rachenentzündungen verwenden.

Verdauungsfördernder Nelkenlikör

Erwärmen Sie 1 kg Honig, 1 Liter Doppelkorn und 1 TL Gewürznelken unter ständigem Rühren im Wasserbad. Füllen Sie die Flüssigkeit in Flaschen ab, wenn der Honig gelöst ist, und lagern Sie sie anschließend kühl. Trinken Sie von dem Likör nach einer reichhaltigen Mahlzeit ein kleines Schnapsgläschen. Im Kühlschrank aufbewahrt, ist der Likör mindestens ein Jahr haltbar.

Schmerzstillende Gewürznelkentinktur

Übergießen Sie 200 g Gewürznelken in einem Schraubdeckelglas mit Wodka, bis alle Nelken bedeckt sind. Lassen Sie den Ansatz 14 Tage lang ziehen, und schütteln Sie ihn in dieser Zeit täglich einmal gut durch. Füllen Sie die Tinktur nach dem Abseihen in eine dunkle Flasche ab. Bei schmerzhaften Entzündungen der Mundschleimhaut können Sie die betroffenen Stellen mit der Tinktur bepinseln.

Fertigpräparate

Resana Gewürznelkenöl, 20 ml ab 6,80 €; Caelo® Profuma Nelkenöl, 10 ml ab 6,80 €; Nelkenöl Bombastus, 10 ml ab 4,50 €

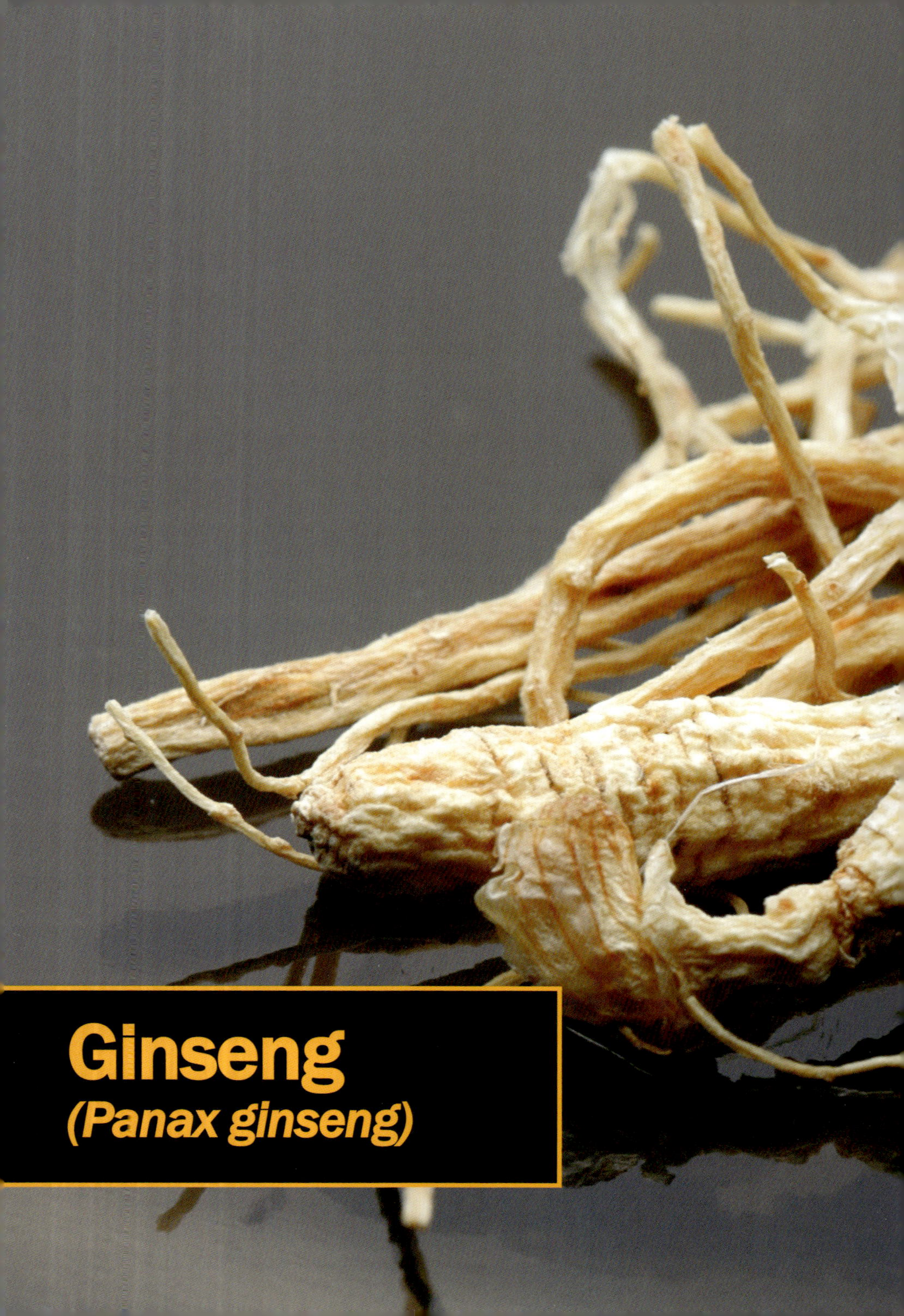

Ginseng
(Panax ginseng)

Ginseng

Das „Allheilmittel" der Asiaten stärkt Körper und Geist

Der schmackhafte Wein baut Sie nach schwerer Krankheit wieder auf

Der Ginseng gehört zu den Araliengewächsen (Araliaceae), er ist vor allem in Korea, Japan und China heimisch. Die Pflanze kann bis zu 60 cm hoch werden und hat einen kahlen Stängel, der bis zu sechs Blattsprosse trägt. Jedem Spross entspringen fünf bis zu 20 cm lange Blätter, die sich wie eine Hand entfalten. Im Mai entwickelt sich der doldenförmige Blütenstand, der aus bis zu 40 winzigen, grün-weißlichen Einzelblüten besteht.

Zu medizinischen Zwecken wird ausschließlich die getrocknete Wurzel der vier- bis siebenjährigen Pflanze verwendet. Die Extrakte der Wurzel werden zu Tinkturen, Wein und Kapseln verarbeitet. Außerdem können Sie die ganze getrocknete Wurzel sowie Teezubereitungen daraus kaufen.

Die wichtigsten Inhaltsstoffe der Ginsengwurzel sind:

- Triterpensaponine (Ginsenoside)
- ätherisches Öl mit Sesquiterpen-Kohlenwasserstoffen
- Panaxane
- Zuckerverbindungen (Polysaccharide)

Verantwortlich für die gesundheitlichen Wirkungen des Ginsengs sind vor allem die Triterpensaponine. 25 verschiedene Ginsenoside werden inzwischen unterschieden, die alle unterschiedliche Körpergewebe und -organe beeinflussen sowie gemeinsam eine komplexe Wirkung entfalten.

So wirkt Ginseng:

- belebend
- konzentrationsfördernd
- immunstärkend
- stressreduzierend
- sexuell anregend
- antioxidativ
- blutgerinnungshemmend

Über 20 Studien haben die Wirkung von Ginseng bei körperlichem und seelischem Stress mittlerweile untersucht. Es zeigte sich übereinstimmend, dass die Pflanzenextrakte die körpereigene Stressabwehr durch eine Regelung des Nerven-Hormon-Systems (Hypothalamus-Hypophysen-Nebennieren-System) erhöhen können. Das führt zu einer Steigerung sowohl der körperlichen als auch der geistigen Leistungsfähigkeit.

Bei diesen Beschwerden wird Ginseng angewendet:

- Müdigkeits- und Schwächegefühl
- Konzentrationsschwäche
- Leistungsminderung
- erektile Dysfunktion
- Infektanfälligkeit

Die Kommission E des ehemaligen Bundesgesundheitsamts befürwortet die Anwendung von Ginseng zur Stärkung bei Müdigkeits- und Schwächezuständen, nachlassender Leistungs- und Konzentrationsfähigkeit sowie zur Erholung nach schwerer Krankheit.

Nebenwirkungen: *Bei Überdosierung von mehr als 1 bis 2 g der Droge kann es zu Schlaflosigkeit und Bluthochdruck kommen. Aufgrund der blutverdünnenden Wirkung sollten Sie Ginseng-Präparate vor operativen Eingriffen unbedingt absetzen. Wenn Sie blutverdünnende, entwässernde oder Diabetes-Medikamente einnehmen müssen, sollten Sie Ihren Arzt fragen, ob Sie gleichzeitig Ginseng-Präparate anwenden dürfen.*

So wenden Sie Ginseng an

Getrocknete Ginsengwurzeln erhalten Sie in Asia- und Bioläden. Achten Sie unbedingt darauf, dass auf der Verpackung die Bezeichnung „Panax Ginseng“ steht, damit Sie keine wirkstoffarme, minderwertige Ginseng-Sorte erwerben. Fertigpräparate können Sie sowohl in der Apotheke als auch in Drogeriemärkten kaufen.

Grundrezept für Ginsengtee

Übergießen Sie 1 bis 2 TL der klein geschnittenen Wurzel mit 250 ml kaltem Wasser, und lassen Sie die Wurzelstücke vier Stunden ziehen. Filtern Sie den Sud ab, erwärmen Sie ihn, und trinken Sie zur allgemeinen Stärkung täglich eine Tasse.

Stärkende Ginsengtinktur

Übergießen Sie 100 g getrocknete und klein geschnittene Ginsengwurzel mit 500 ml Wodka. Lassen Sie den Ansatz zwei Wochen lang an einem kühlen, dunklen Ort ziehen, und schütteln Sie das Glas täglich einmal durch. Pressen Sie anschließend die Wurzelstücke aus, und füllen Sie die Tinktur in eine dunkle Flasche. Nehmen Sie bei körperlicher Schwäche dreimal täglich ½ TL davon ein.

Aufbauender Ginsengwein

Übergießen Sie 30 g getrocknete, sehr klein geschnittene Ginsengwurzel mit einer Flasche trockenem Weißwein, und fügen Sie jeweils ¼ TL Zimt und Vanillemark hinzu. Lassen Sie das Gemisch zwei Wochen im Kühlschrank stehen. Filtern Sie die Rückstände ab.

Trinken Sie zur Erholung nach schwerer Krankheit oder zur Stärkung der sexuellen Potenz täglich ein Schnapsgläschen davon.

Fertigpräparate

Kapseln und Tinkturen: Roter Ginseng Gintec 8 %, 100 Kps. ab 42 €; Ginsana®, 30 Kps. ab 18 €; Doppelherz® Ginseng Aktiv, 500 ml ab 11 €; Kumsan® Ginseng-Tonikum, 500 ml ab 21 €

Tees: Caelo® Rosmarin Ginseng, 100 g ab 3 €; Ginseng Tee Vin Thien, 20 Btl. ab 1,60 €; Bad Heilbrunner® Ingwer-Ginseng-Tee, 15 Btl. ab 2 €

Schwarzer Holunder
(Sambucus nigra)

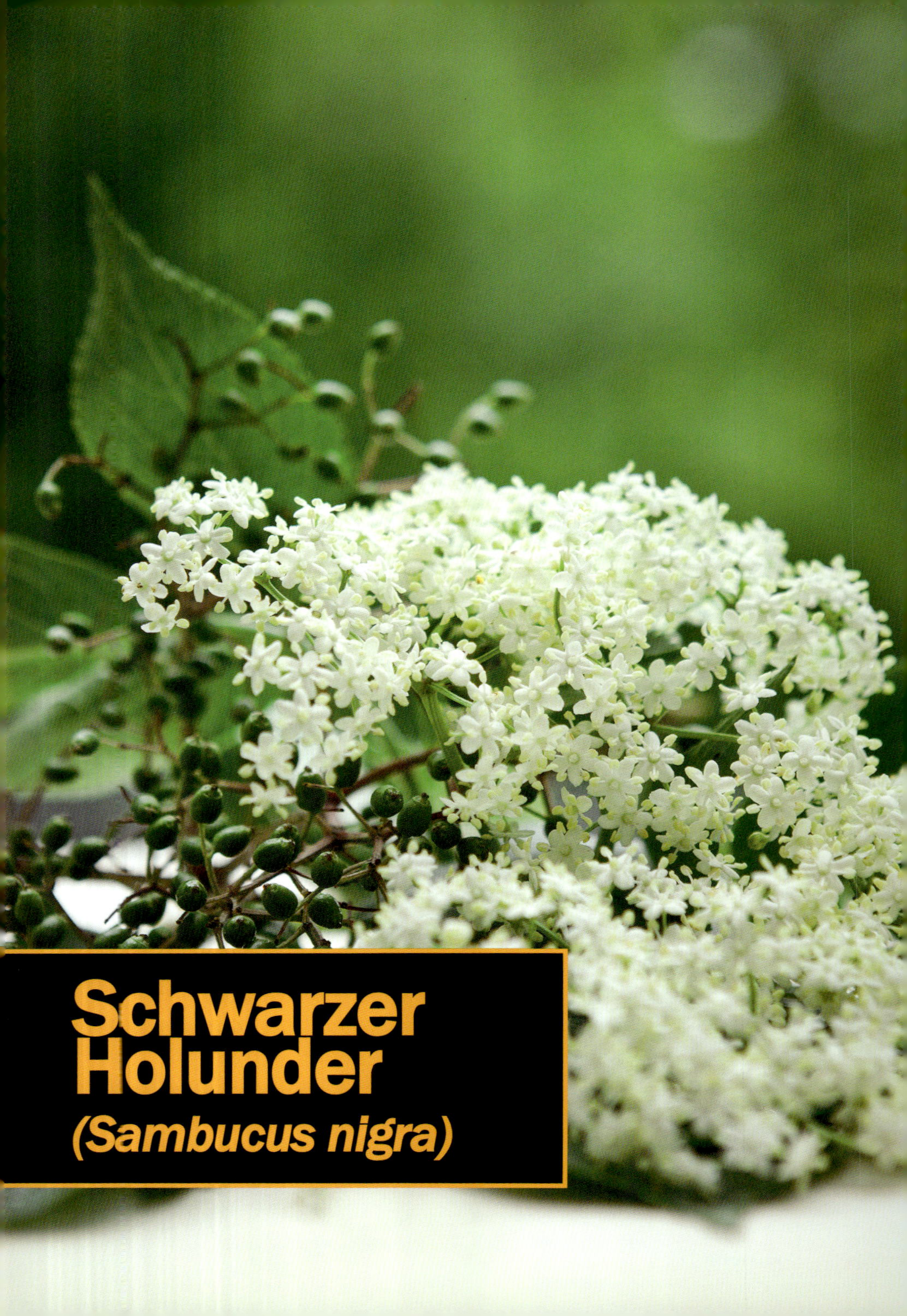

Schwarzer Holunder

Erkältet? Schwitzen Sie die Viren mit dem Blütentee aus!

Die Beeren helfen Ihnen bei einer Grippe schnell auf die Beine

Der Holunder ist ein bis zu sieben Meter hoher Strauch mit weit ausgebreiteten Ästen, der zur Familie der Geißblattgewächse (Caprifoliaceae) gehört. Er ist in vielen heimischen Gärten zu finden, aber auch in Parks und in Wäldern. Seine gefiederten Laubblätter sind an der Oberseite mattgrün, an der Unterseite von hellem Blaugrün. Die stark duftenden weiß-gelblichen Blüten bilden große, flache Trugdolden. Daraus entwickeln sich von August bis Oktober schwarzviolette kleine Steinfrüchte.

Zu medizinischen Zwecken werden vor allem die getrockneten und von den Blütenständen befreiten Blüten eingesetzt. Sie finden sie in Teezubereitungen und als Bestandteil von Fertigpräparaten. Die Früchte werden meistens zu Saft oder Granulaten zur Zubereitung eines Heißgetränks verarbeitet.

Das sind die Inhaltsstoffe der Holunderblüten:

- Flavonoide (u. a. Quercitrin, Rutin)
- ätherisches Öl mit hohem Anteil an Fettsäuren (v. a. Palmitinsäure)
- Chlorogen- und Kaffeesäure
- Schleimstoffe
- Gerbstoffe
- Kaliumsalze

Die Beeren enthalten darüber hinaus reichlich Vitamin C und B_2 sowie Folsäure und als zusätzliche Radikalfänger (Antioxidantien)

Anthocyane, die ihnen die blauschwarze Farbe verleihen. Diese Pflanzenfarbstoffe können die Körperzellwände stabilisieren, das Immunsystem aktivieren und Sie dadurch vor dem Eindringen von Grippeviren schützen.

So wirken Holunderblüten:

- schweißtreibend
- fiebersenkend
- entzündungshemmend
- hustenstillend
- schleimlösend
- abschwellend

Für die schweißtreibende Wirkung sind insbesondere die Flavonoide sowie das ätherische Öl verantwortlich. Gleichzeitig regt das Öl auch die Schleimbildung in den Bronchien an. Dadurch sind Holunderblüten ein probates Heilmittel bei Erkältungskrankheiten. Dieses Anwendungsgebiet wird auch von der Kommission E des früheren Bundesgesundheitsamts positiv bewertet.

Das sind die Anwendungsgebiete von Holunder:

- Erkältungskrankheiten, Virus-Grippe
- Fieber
- trockener Husten
- Infektanfälligkeit
- Nebenhöhlenentzündung
- Bronchitis

Eine Studie der Universität Oslo/Norwegen mit 60 Probanden zeigte im Jahr 2005, dass Patienten, die an einer echten Grippe erkrankt waren, durch die Einnahme von Holunderextrakten im Durchschnitt bereits nach drei Tagen wieder beschwerdefrei waren. Eine Kontrollgruppe, die ein Scheinmedikament erhielt, brauchte durchschnittlich mehr als sechs Tage bis zur Genesung.

Achtung! *Rohe Holunderbeeren sind durch das in ihnen enthaltene Glykosid Sambunigrin schwach giftig und können zu Bauchkrämpfen sowie Übelkeit führen. Da die Giftstoffe beim Erhitzen zerstört werden, sollten Sie die Beeren vor dem Verzehr immer abkochen.*

So wenden Sie den Holunder an

Holunderblüten können Sie zwischen Juni und August sammeln sowie an einem warmen Ort trocknen. Rebeln Sie anschließend die Blütenblätter von den Stielen. Holunderbeeren werden zwischen August und Oktober gesammelt. Sie sollten frisch verarbeitet werden.

Grundrezept für Holunderblütentee

Übergießen Sie 2 TL getrocknete Holunderblüten mit 200 ml kochendem Wasser, und lassen Sie den Ansatz 5 Minuten ziehen. Trinken Sie nach dem Abseihen bei Fieber und Erkältungen täglich bis zu 3 frisch gebrühte Tassen davon.

Immunstärkender Holundersaft

Dünsten Sie 1 kg Holunderbeeren in einem Topf mit 200 ml Wasser weich. Filtern Sie den Saft durch ein Tuch, und füllen Sie ihn sofort in dunkle Flaschen ab. Kühl aufbewahrt, ist er etwa ein halbes Jahr lang haltbar. Trinken Sie zur Abwendung einer beginnenden Erkältung ein Glas von dem zuvor erwärmten Saft.

Holunderblütensirup gegen Husten

Legen Sie 2 Hände voll getrocknete Holunderblüten mindestens 8 Stunden lang in 1 l abgekochtem Wasser mit 50 ml Zitronensaft sowie 1 kg braunem Zucker ein, und kochen Sie den Ansatz anschließend kurz auf. Pressen Sie den Sirup durch ein Tuch in dunkle Schraubgefäße und bewahren Sie ihn kühl auf. Nehmen Sie bei trockenem Husten dreimal täglich 1 EL davon ein.

Fertigpräparate und Säfte

Aus Holunderblüten: Sinupret® forte, 20 Drg. ab 5 €; Aurica Holunderblütentee, 70 g ab 2,80 €; Medosan® Holunder Kapseln, 60 St. ab 15 €

Aus Holunderbeeren: Additiva® Heißer Holunder, 10 x 10 g Pulver ab 2,50 €; Hermes Cevitt® Pulver, 14 Btl. ab 3,80 €; Schoenenberger Holundersaft Bio, 330 ml ab 2,20 €; Dr. Jacob's® Granaimun, 100 ml ab 15 €; Alsiroyal Expert Grippe-akut, 50 g ab 15 €

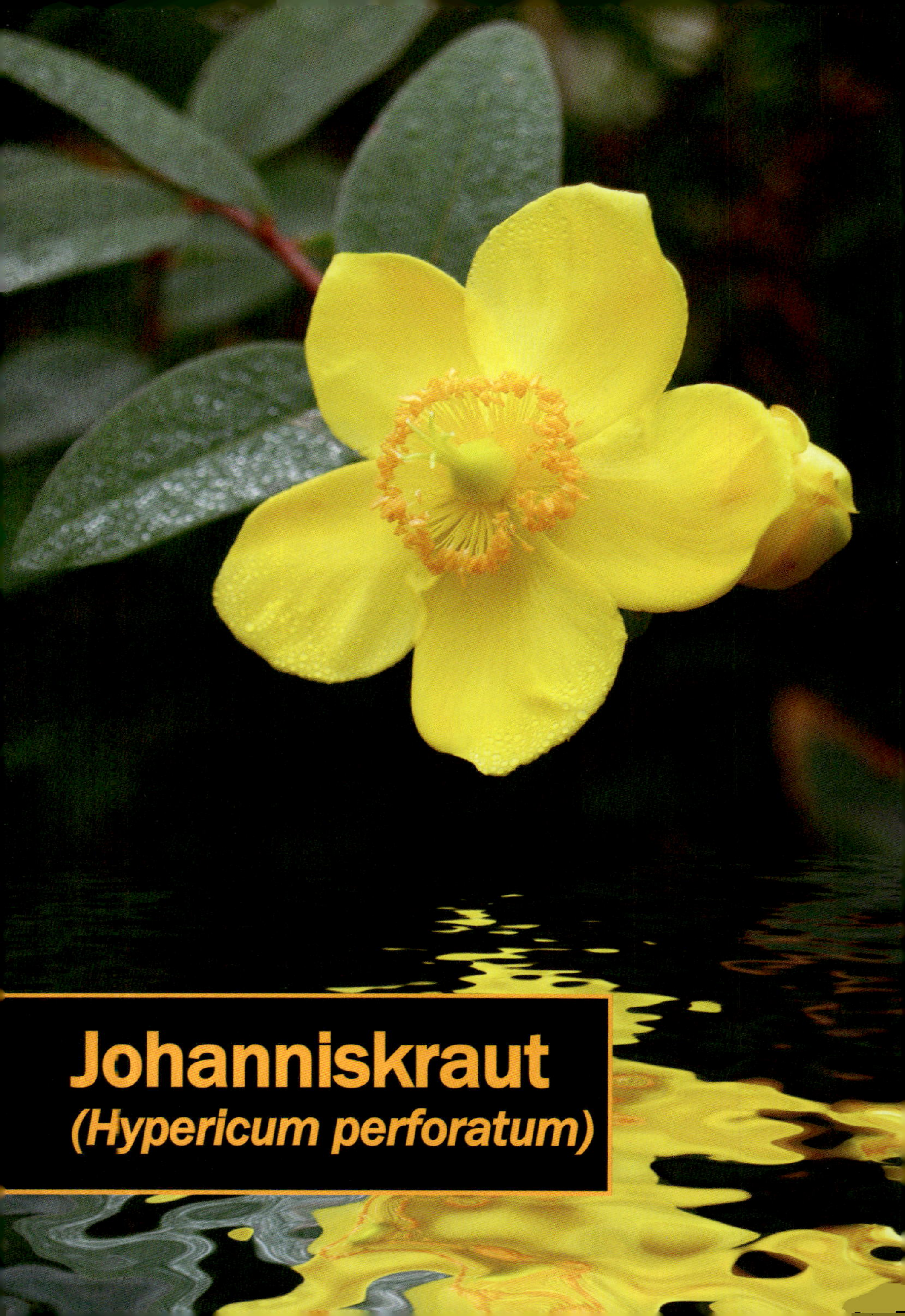

Johanniskraut
(Hypericum perforatum)

Johanniskraut

Trübe Stimmung? Tee und Extrakte helfen zuverlässig

Kleine Wunden und Verbrennungen heilen schneller mit einem Ölauszug

Das Johanniskraut gehört zur Familie der Hartheugewächse (Hypericaceae) und wächst in ganz Europa an sonnigen, trockenen Stellen. Die Pflanze wird bis zu einem Meter hoch, verzweigt sich nach oben buschig und trägt an ihren Stängeln kleine ovale Blätter. Um den 24. Juni, den Geburtstag Johannes des Täufers, beginnt das Johanniskraut goldgelb zu blühen. Dieser Tatsache verdankt die Pflanze ihren Namen.

Zu medizinischen Zwecken werden die zur Blütezeit zwischen Juni und September gesammelten frischen oder getrockneten oberirdischen Pflanzenteile verarbeitet. Sie erhalten Johanniskraut als Fertigpräparat zur inneren und äußerlichen Anwendung sowie als Teezubereitung.

Die wichtigsten Inhaltsstoffe des Johanniskrauts sind:

- Hypericin
- Hyperforin
- Flavonoide
- ätherisches Öl mit Sesquiterpenen und alpha-Pinen
- Gerbstoffe
- Kaffeesäure, u. a. Chlorogensäure
- oligomere Procyanidine (OPC)

Das im Johanniskraut enthaltene Hyperforin hemmt die Aufnahme der Nervenbotenstoffe Serotonin, Noradrenalin und Dopamin im Gehirn. Dadurch erzielt es denselben Effekt wie chemische

Antidepressiva (Serotonin-Wiederaufnahmehemmer), jedoch ohne deren Nebenwirkungen.

So wirkt Johanniskraut:

- beruhigend
- stimmungsaufhellend
- angstlösend
- entzündungshemmend
- wundheilend
- schmerzlindernd

Aufgrund des hohen Flavonoid-Gehalts wirkt Johanniskraut äußerlich angewendet entzündungshemmend und reizlindernd. Die in der Volksmedizin früher gebräuchliche Anwendung bei Rheuma, Verstauchungen und Blutergüssen ist heute nicht mehr zeitgemäß.

Das sind die Anwendungsgebiete des Johanniskrauts:

Innerlich:

- leichte bis mittelschwere Depressionen
- Ängste
- nervöse Unruhe

Äußerlich:

- Verbrennungen
- Neurodermitis
- kleine Wunden

Die Wirksamkeit bei Depressionen konnte in mehreren Studien bestätigt werden. Allerdings müssen Sie gegen eine echte Depression hoch dosierte Präparate mit mindestens 450 mg Trockenextrakt einnehmen (siehe Kasten rechts). Geringere Dosierungen können jedoch bei leichten depressiven Verstimmungen durchaus stimmungsaufhellend wirken.

Nebenwirkungen: *Johanniskraut kann die Empfindlichkeit der Haut gegenüber Sonnenlicht erhöhen sowie allergische Hautreaktionen auslösen. Es sollte nicht zusammen mit Antidepressiva eingenommen werden. Medikamente wie Immunsuppressiva, Theophyllin (gegen Asthma) und Blutgerinnungshemmer werden durch Johanniskraut in ihrer Wirkung vermindert.*

So wenden Sie Johanniskraut an

Sie können Johanniskraut zur Blütezeit kurz über dem Boden abschneiden, zu Büscheln binden und an einem luftigen, warmen Ort aufgehängt trocknen. Fertigpräparate zur inner- und äußerlichen Anwendung sowie Tees erhalten Sie in Apotheken und Reformhäusern.

Grundrezept für Johanniskrauttee

Übergießen Sie 2 TL getrocknetes oder frisches Johanniskraut mit 250 ml kochendem Wasser, und lassen Sie den Ansatz vor dem Abseihen zehn Minuten lang ziehen. Trinken Sie bei nervöser Unruhe, Ängsten und depressiven Verstimmungen täglich zwei frisch gebrühte Tassen davon.

Wundheilendes Rotöl

Füllen Sie zwei Hände voll frische oder getrocknete Johanniskrautblüten in eine helle Flasche, und übergießen Sie sie mit einem Liter naturreinem Olivenöl. Lassen Sie den Ansatz vier bis sechs Wochen an einem sonnigen Ort ziehen. Filtern Sie das nun rot gewordene Öl anschließend in eine dunkle Flasche ab. Kühl und dunkel aufbewahrt, ist es etwa zwei Jahre haltbar. Reiben Sie kleine Wunden, Verbrennungen oder Sonnenbrand mit dem Rotöl ein.

Fertigpräparate

Zur innerlichen Anwendung: Laif® 900, 60 Tbl. ab 28 €; Felis® 650, 30 Kps. ab 11 €; Helarium®, 30 Kps. ab 7 €; Neuroplant® aktiv, 90 Tbl. ab 35 €; Jarsin® 450, 100 Tbl. ab 28 €; Biovea® St. John's Wort, 240 Kps. ab 25 €

Johanniskrauttees: Bombastus Johanniskraut Arzneitee, 20 Btl. ab 2 €; Johanniskraut Tee Aurica®, 80 g ab 1 €; Kneipp® Johanniskraut Tee, 10 Btl. ab 1 €; Sidroga® Johanniskraut Tee, 20 Btl. ab 2,40 €; Bad Heilbrunner® Johanniskraut, 8 Btl. ab 2 €

Zur äußerlichen Anwendung: Bedan® Creme, 100 ml ab 13 €; Befelka® Hautöl, 200 ml ab 21 €; Rotöl Jukunda, 100 ml ab 7 €

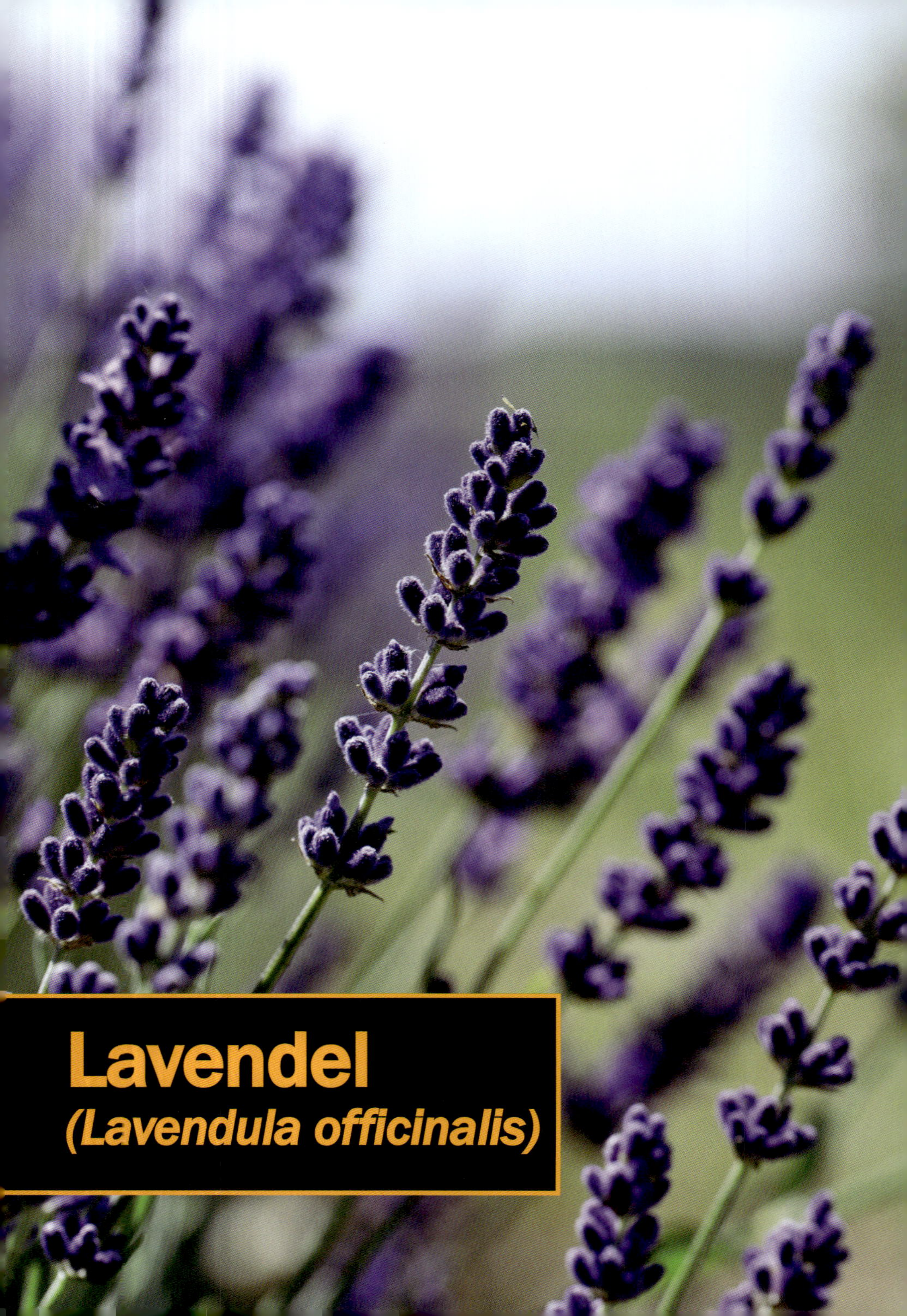

Lavendel
(Lavendula officinalis)

Lavendel

Natürliche Einschlafhilfe: Das ätherische Öl der Blüten

Beruhigen Sie Ihren nervösen Magen mit der Teezubereitung

Der Lavendel ist ein bis zu 60 cm hoher Halbstrauch aus der Familie der Lippenblütler (Lamiaceae), der ursprünglich im Mittelmeerraum beheimatet ist. Seine stark verzweigten Äste tragen schmale, längliche Blätter, die im unteren Bereich weiß-filzig und nach oben hin graugrün sind. Zwischen Juni und August blüht der Lavendel mit lang gestielten, violetten Scheinähren, die den für ihn charakteristischen Duft verströmen.

Zu medizinischen Zwecken werden ausschließlich die vor der völligen Entfaltung gesammelten und anschließend getrockneten Blüten verwendet. Lavendelblüten und ihre Extrakte werden sowohl zu Tees als auch zu Ölzubereitungen und Fertigpräparaten verarbeitet.

Die wichtigsten Inhaltsstoffe der Lavendelblüten sind:

- ätherisches Öl (enthält u. a. Linalool und Linalylacetat)
- Hydroxycumarine
- Gerbstoffe
- Kaffeesäurederivate (u. a. Rosmarinsäure)

Für die heilsamen Wirkungen der Lavendelblüten ist vor allem ihr ätherisches Öl verantwortlich. Sie können es sowohl innerlich in Form von Tee oder Fertigpräparaten einnehmen als auch äußerlich als entspannenden Badezusatz oder heilungsfördernde Wundauflage anwenden. Ätherisches Lavendelöl wird außerdem in der Aromatherapie eingesetzt, wobei Sie die heilenden Dämpfe – z. B. über eine Duftlampe – einatmen.

So wirkt Lavendel:

- beruhigend
- krampflösend
- gallenflusssteigernd
- angstlösend
- schlaffördernd
- kreislaufstärkend
- keimtötend

Die beruhigenden Wirkungen auf das Gemüt und den Magen-Darm-Trakt entstehen durch das im ätherischen Öl enthaltene Linalylacetat. Linalool wirkt dagegen keimtötend und leicht entzündungshemmend.

Bei diesen Beschwerden hilft Ihnen Lavendel:

- Reizmagen
- nervöse Magen- und Darmbeschwerden
- Unruhezustände
- Einschlafstörungen
- kleine Wunden
- Fuß- und Nagelpilz

Die Volksheilkunde wendet den Lavendel auch innerlich bei Migräne und Asthma an. Diese Anwendungsgebiete sind jedoch wissenschaftlich nicht belegt. Die Kommission E des ehemaligen Bundesgesundheitsamts bewertet die Anwendung von Lavendel bei nervösen Magen-Darm-Beschwerden, Einschlafstörungen und innerlicher Unruhe positiv. Die äußerliche Wirksamkeit des Lavendelöls gegen Keime konnten Forscher der Universität von Coimbra/Portugal im Jahr 2011 nachweisen. Im Laborversuch zeigte sich das Öl besonders wirkungsvoll gegen Candida- und Schimmelpilze.

Nebenwirkungen: *Wegen der gallenflussfördernden Wirkung sollten Sie Lavendel bei Gallenblasenentzündungen und Gallensteinen nicht einnehmen, da Sie die Beschwerden dadurch verstärken würden.*

So wenden Sie den Lavendel an

Lavendel können Sie problemlos an einer sonnigen Stelle im Garten sowie in einem Topf auf der Terrasse oder auf der Fensterbank anpflanzen. Sammeln Sie die Blüten im Frühsommer, binden Sie sie zu einem Sträußchen, und hängen Sie dieses zum Trocknen an einem luftigen Ort auf. Getrocknete Lavendelblüten erhalten Sie ebenso wie Fertigpräparate in der Apotheke und im Reformhaus.

Grundrezept für Lavendeltee

Überbrühen Sie 2 TL getrocknete Lavendelblüten mit 200 ml kochendem Wasser, und seihen Sie den Tee nach 10 Minuten ab. Trinken Sie bei nervösen Magen-Darm-Beschwerden täglich bis zu 3 Tassen von dem frisch gebrühten Tee.

Schlafförderndes Lavendelsäckchen

Füllen Sie ein kleines Baumwoll- oder Organza-Säckchen mit getrockneten Lavendelblüten, und legen Sie es zum Einschlafen neben Ihr Kopfkissen.

Entspannendes Lavendelbad

Geben Sie 10 Tropfen ätherisches Lavendelöl in ein warmes Vollbad, und baden Sie 15 Minuten lang darin. Alternativ können Sie auch ein mit getrockneten Lavendelblüten gefülltes Mullsäckchen in das einlaufende Badewasser hängen. Atmen Sie während des Bades öfter tief ein, da das ätherische Öl seine Wirkung über die Nasenschleimhaut entfaltet.

Fertigpräparate

Teezubereitungen: Lavendel Tee Weltecke, 100 g ab 3 €; Sidroga® Lavendel, 20 Btl. ab 2,50 €; Lavendelblüten Tee Bombastus, 50 g ab 6,80 €

Lavendelöl zur äußerlichen Anwendung: Weleda® Lavendelöl 10 %, 50 ml ab 15 €; Lavendelöl Bombastus, 10 ml ab 5,10 €; Bergland Bio Lavendel Öl, 10 ml ab 7,50 €; Primavera® Lavendel fein, 5 ml ab 3 €

Lavendelöl zur innerlichen Anwendung: Lasea®, 14 Kps. ab 7 €; Lavendel Diamant Natuur, 60 Kps. ab 18,50 €

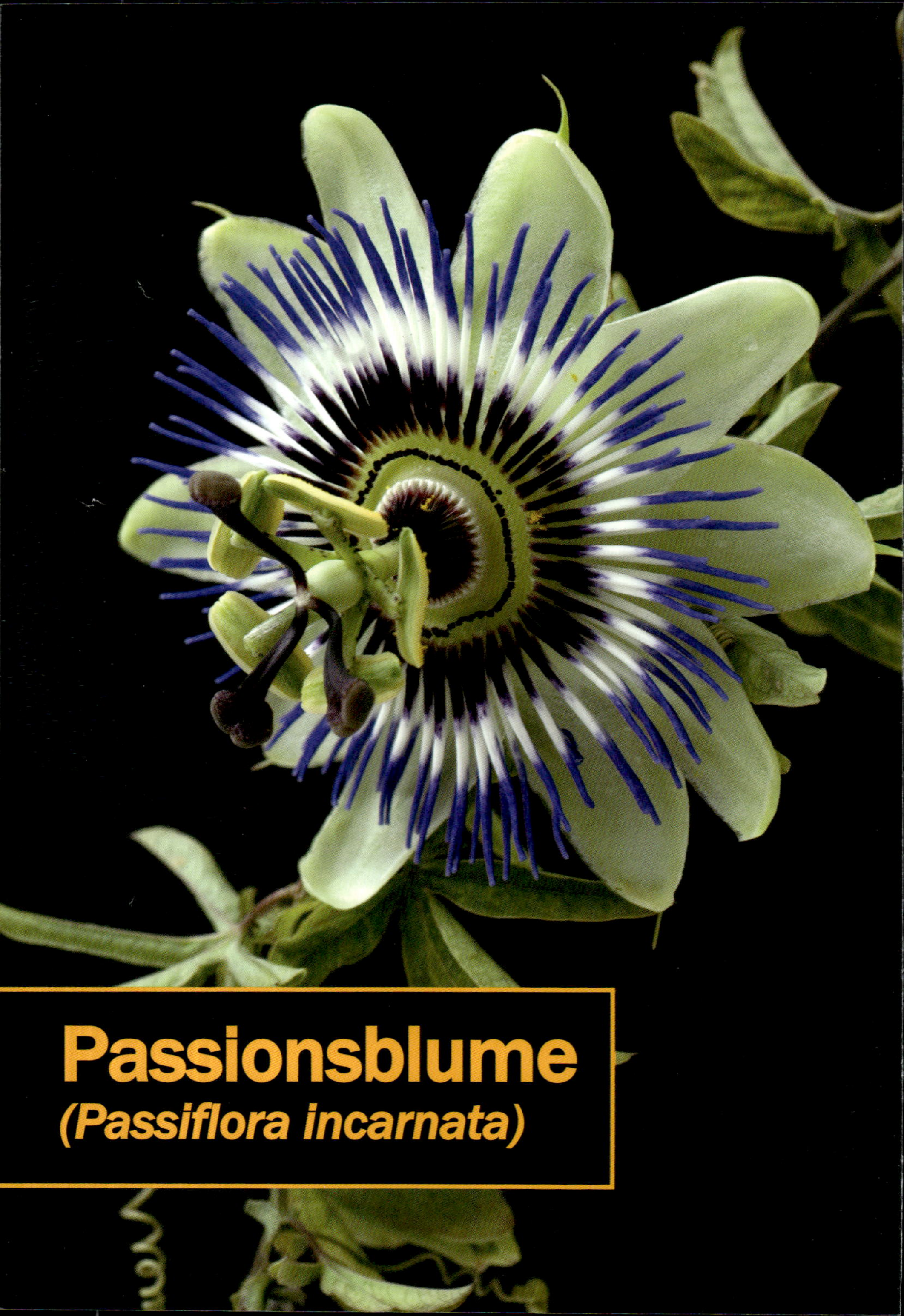

Passionsblume

(Passiflora incarnata)

Passionsblume

Ihr schneller Angstlöser ohne Nebenwirkungen

Schon nach 30 Minuten setzt die beruhigende Wirkung ein

Die Passionsblume ist ein bis zu zehn Meter hoher Kletterstrauch, der in den südlichen Staaten Amerikas heimisch ist und in Europa als Gartenpflanze vorkommt. Die Stängel der Pflanze sind dünn und rankfähig; in den Achsen der dunkelgrünen Blätter wachsen zusätzlich geringelte Ranken. Die strahlenförmigen Blüten können einen Durchmesser von bis zu 9 cm haben und sind weiß bis blassrosa. Im Inneren tragen sie einen purpurroten Fadenkranz.

Zu medizinischen Zwecken werden die frischen oder getrockneten oberirdischen Teile der Pflanze verwendet. Passionsblumenkraut erhalten Sie als Teezubereitung und in Tabletten- oder Tropfenform.

Das sind die Inhaltsstoffe der Passionsblume:

- Flavonoide
- Zuckerverbindungen (Polysaccharide)
- cyanogene Glykoside (Gynocardin)
- Spuren von ätherischem Öl

Neueren Studien zufolge enthält das Kraut entgegen der früheren Annahme weder giftige Harman-Alkaloide noch den Aromastoff Maltol. Welche der Inhaltsstoffe für die gesundheitlichen Wirkungen verantwortlich sind, ist bis heute noch nicht eindeutig geklärt.

Es ist jedoch erwiesen, dass Extrakte der Passionsblume den Effekt des Nervenbotenstoffs Gamma-Aminobuttersäure (GABA) im Gehirn steigern. Dieser Botenstoff dämpft überschießende Nervenreaktionen – gleichzeitig kann ein GABA-Mangel zu Unruhe- und Spannungszuständen führen.

So wirkt die Passionsblume:
- beruhigend
- krampflösend
- angstlösend
- schlaffördernd
- blutdrucksenkend

Nach den Ergebnissen einer Studie der Universität von Teheran/Iran aus dem Jahr 2008 setzt die Wirkung der Passionsblume schon 30 Minuten nach der Einnahme ein. Ein Gewöhnungs- oder Abhängigkeitseffekt wie bei chemischen Beruhigungsmitteln tritt nicht ein.

Das sind die Anwendungsgebiete der Passionsblume:
- nervöse Unruhe
- Reizbarkeit
- Ängste
- Burn-out
- nervöse Magen-Darm-Beschwerden
- Einschlafstörungen
- Bluthochdruck

Die Kommission E des ehemaligen Bundesgesundheitsamts bewertet die Einnahme von Passionsblumenkraut bei nervösen Unruhezuständen positiv. Die Europäische Vereinigung der wissenschaftlichen Fachgesellschaften auf dem Gebiet der Phytotherapie (ESCOP) empfiehlt die Passionsblume außerdem bei Einschlafstörungen und Reizbarkeit.

Die Anwendung bei nervösen Magen-Darm-Beschwerden und Bluthochdruck entstammt der Erfahrungsheilkunde. Hier kommen auch homöopathische Aufbereitungen zum Einsatz.

Risiken und Nebenwirkungen sind bei bestimmungsgemäßem Gebrauch nicht bekannt. Bei sehr hohen Dosen von Passionsblumenkraut kann es jedoch zu leichten Kopfschmerzen und Sehstörungen kommen.

So wenden Sie die Passionsblume an

Die bei uns als Zimmerpflanze erhältliche Blaue Passionsblume (Passiflora caerulea) ist nicht für medizinische Zwecke geeignet, da sie in hohem Maße cyanogene Glykoside enthält. Dadurch kann ein Tee aus dieser Pflanze, wenn er in größeren Mengen konsumiert wird, zu einer Blausäurevergiftung führen.

Getrocknetes Passionsblumenkraut aus der medizinisch wirksamen Passionsblume erhalten Sie in Apotheken und Reformhäusern. Fertigpräparate und Teezubereitungen finden Sie in Apotheken und Drogeriemärkten.

Grundrezept für Passionsblumentee

Übergießen Sie einen gehäuften TL getrocknetes Passionsblumenkraut mit einer Tasse (150 ml) kochendem Wasser. Seihen Sie den Tee nach zehn Minuten ab, und trinken Sie bei nervöser Unruhe täglich bis zu drei Tassen.

Schlaffördernde Passionsblumentinktur

Geben Sie 3 gehäufte EL getrocknetes Passionsblumenkraut in ein Schraubdeckelglas. Gießen Sie so lange Doppelkorn über die Kräuter, bis sie vollkommen bedeckt sind. Lassen Sie den Ansatz an einem warmen Ort zwei Wochen lang ziehen. Filtern Sie die Tinktur in eine dunkle Flasche ab, und nehmen Sie bei Einschlafstörungen vor dem Schlafengehen 10 bis 20 Tropfen in etwas Wasser gelöst ein.

Fertigpräparate

Teezubereitungen: Passionsblumenkraut Tee Aurica, 60 g ab 3 €; H & S® Beruhigungstee, 20 Btl. ab 2,60 €; Sidroga® Beruhigungstee, 20 Btl. ab 2 €

Zur Beruhigung und zum Einschlafen: Passiflora Curarina®, 50 ml ab 9 €; Passiflora Nerventonikum Wala®, 90 ml ab 7 €; dystologes® S, 50 ml ab 10 €; Neurexan®, 50 Tbl. ab 9 €; Neurapas® Balance, 100 Tbl. ab 18 €

Gegen nervöse Magen-Darm-Beschwerden: Spascupreel®, 50 Tbl. ab 4 €

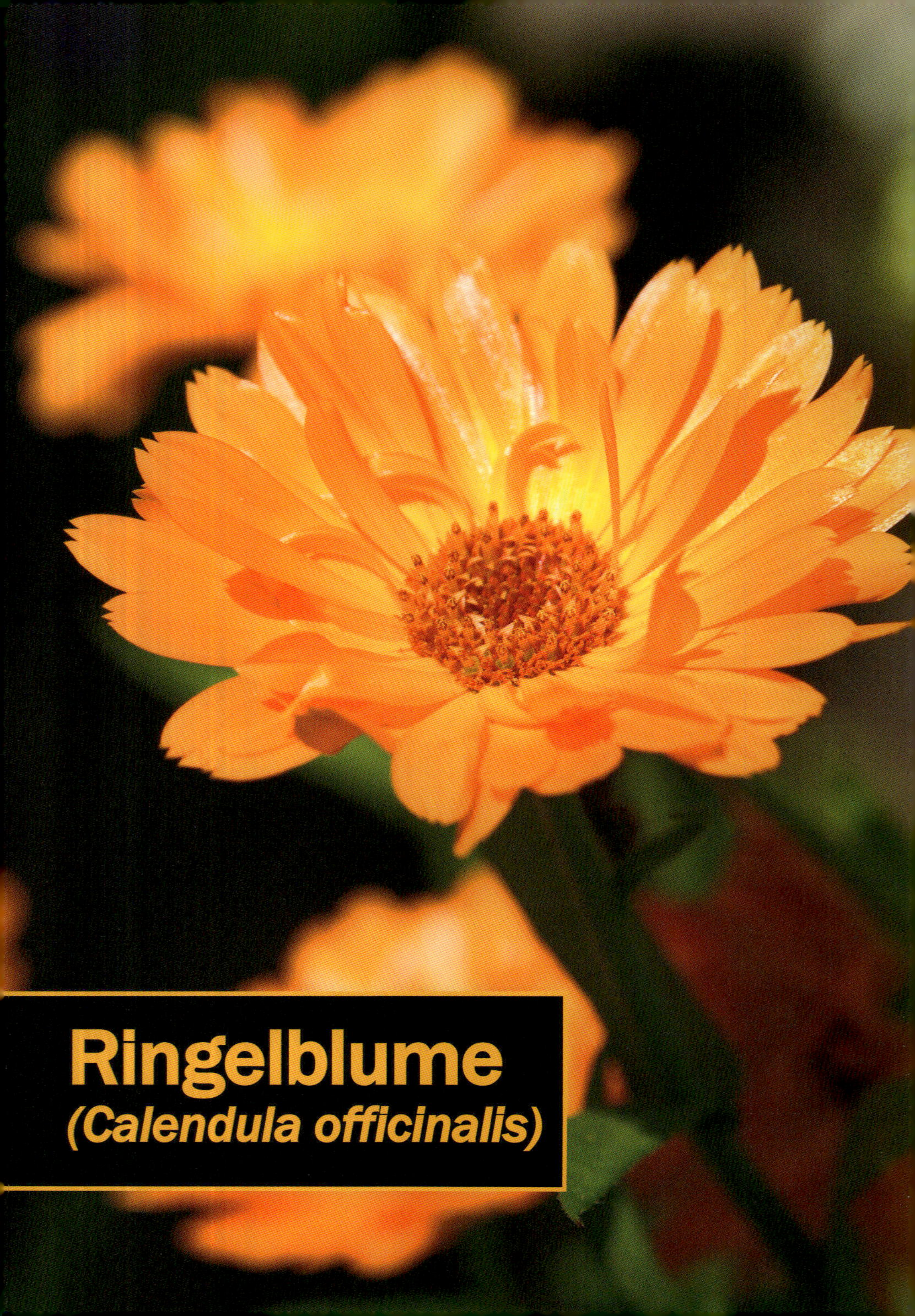

Ringelblume
(Calendula officinalis)

Ringelblume

Eine wahre Wohltat für Ihre Haut

Ob schlecht heilende Wunden oder trockene, rissige Haut: Die leuchtend gelben Blüten der Ringelblume sorgen für rasche Abhilfe. Da sie gleichzeitig auch keimtötend wirken, bekommen Sie mit ihren Extrakten auch eine Mundschleimhautentzündung in den Griff.

Die Ringelblume ist eine zwischen 30 und 50 cm hohe Pflanze, die zur Familie der Korbblütler (Asteraceae) gehört. Ihr aufrechter Stängel verzweigt sich mehrfach und trägt filzig behaarte, wechselständige Blätter. Zwischen Juni und Oktober zeigen sich die typisch orange-gelben Korbblüten, aus denen sich die Samen entwickeln. Ursprünglich in Südeuropa heimisch, wächst die Ringelblume heute als Heil- und Zierpflanze in ganz Europa, Westasien und den USA.

Zu medizinischen Zwecken werden die völlig entfalteten und getrockneten Blütenköpfchen verwendet. Daraus werden vor allem Salben und Tinkturen, aber auch Teezubereitungen zur innerlichen Anwendung hergestellt.

Das sind die wichtigsten Inhaltsstoffe der Ringelblume:

- Triterpensaponine
- Triterpenalkohole
- Flavonoide
- Carotinoide
- ätherisches Öl
- wasserlösliche Zuckerverbindungen (Galaktane)

Ihre entzündungshemmende Wirkung verdankt die Ringelblume ihren Triterpenalkoholen; die Zuckerverbindungen unterstützen diesen Effekt, indem sie das Immunsystem aktivieren. Zusätzlich kann das ätherische Öl Keime wie Bakterien, Viren und Pilze abtöten. Die Wirkungen der einzelnen Inhaltsstoffe konnten in mehreren Tier- und Laborversuchen nachgewiesen werden.

So wirkt die Ringelblume:

- wundheilend
- entzündungshemmend
- keimtötend
- immunstärkend
- hautpflegend

Mehrere Studien konnten belegen, dass Extrakte aus den Blüten der Ringelblume die Bildung von neuem Bindegewebe und feinen Blutgefäßen (Granulationsgewebe) auf Wunden fördern, wodurch die Wundheilung beschleunigt wird.

Die Volksmedizin sprach der Ringelblume auch eine positive Wirkung gegen Gallenschwäche und Bluthochdruck zu. Diesen Effekt konnte die Wissenschaft jedoch nicht bestätigen.

Ringelblumenextrakte werden angewendet gegen:

- schlecht heilende Wunden
- Unterschenkelgeschwüre
- Entzündungen der Mundschleimhaut und des Rachens
- Hautentzündungen
- trockene, juckende Haut

Ringelblumenextrakte sind auch Bestandteil vieler Cremes zur Pflege trockener und empfindlicher Haut. Die Kommission E des ehemaligen Bundesgesundheitsamts befürwortet die Anwendung der Ringelblume bei schlecht heilenden Wunden, Unterschenkelgeschwüren sowie bei entzündlichen Veränderungen im Mund- und Rachenraum.

***Achtung!** Wenn bei Ihnen eine Korbblütler-Allergie bekannt ist, können allergische Reaktionen auf Ringelblumenpräparate nicht ausgeschlossen werden.*

So wenden Sie die Ringelblume an

Die Blüten der Ringelblume können Sie zwischen Juni und Oktober sammeln sowie an einem luftigen, sonnigen Ort trocknen. Fertig getrocknete Ringelblumenblüten sowie Präparate aus Ringelblumenextrakten erhalten Sie in Apotheken und Drogeriemärkten.

Entzündungshemmender Ringelblumenaufguss

Übergießen Sie 1 gehäuften Teelöffel Ringelblumenblüten mit 100 ml kochendem Wasser und lassen Sie den Aufguss 10 Minuten ziehen. Spülen Sie bei Entzündungen der Mundschleimhaut mehrmals täglich den Mundraum mit dem abgeseihten Tee aus.

Wundheilende Ringelblumentinktur

Bedecken Sie eine Handvoll getrocknete Ringelblumenblüten in einem Schraubdeckelglas mit Doppelkorn. Lassen Sie die Mixtur vier Wochen lang an einem warmen Ort ziehen. Seihen Sie den Ansatz ab und füllen Sie ihn in eine dunkle Flasche. Mischen Sie bei Bedarf 1 TL der Tinktur mit 100 ml abgekochtem Wasser, tränken Sie ein Kompressentuch damit und legen Sie es auf die Wunde auf.

Hautpflegende Ringelblumensalbe

Übergießen Sie 50 g getrocknete Ringelblumenblüten mit 400 ml Olivenöl und lassen Sie den Ansatz in einem verschlossenen Glas drei Wochen lang ziehen. Erhitzen Sie das abgeseihte Öl bis kurz vor dem Siedepunkt. Fügen Sie nun jeweils 30 g Kakaobutter und Bienenwachs (aus der Apotheke) hinzu. Verrühren Sie die Zutaten, und füllen Sie die Salbe nach dem Abkühlen in Cremetöpfe. Sie hilft gegen rissige Hände sowie trockene, juckende Haut und ist kühl aufbewahrt ein Jahr haltbar.

Fertigpräparate

Kneipp® Ringelblumensalbe, 75 g ab 3 €; Calendumed® Creme, 50 g ab 4 €; Abtei® Ringelblumensalbe, 100 g ab 3 €; Weleda® Calendula Wundsalbe, 70 g ab 7 €

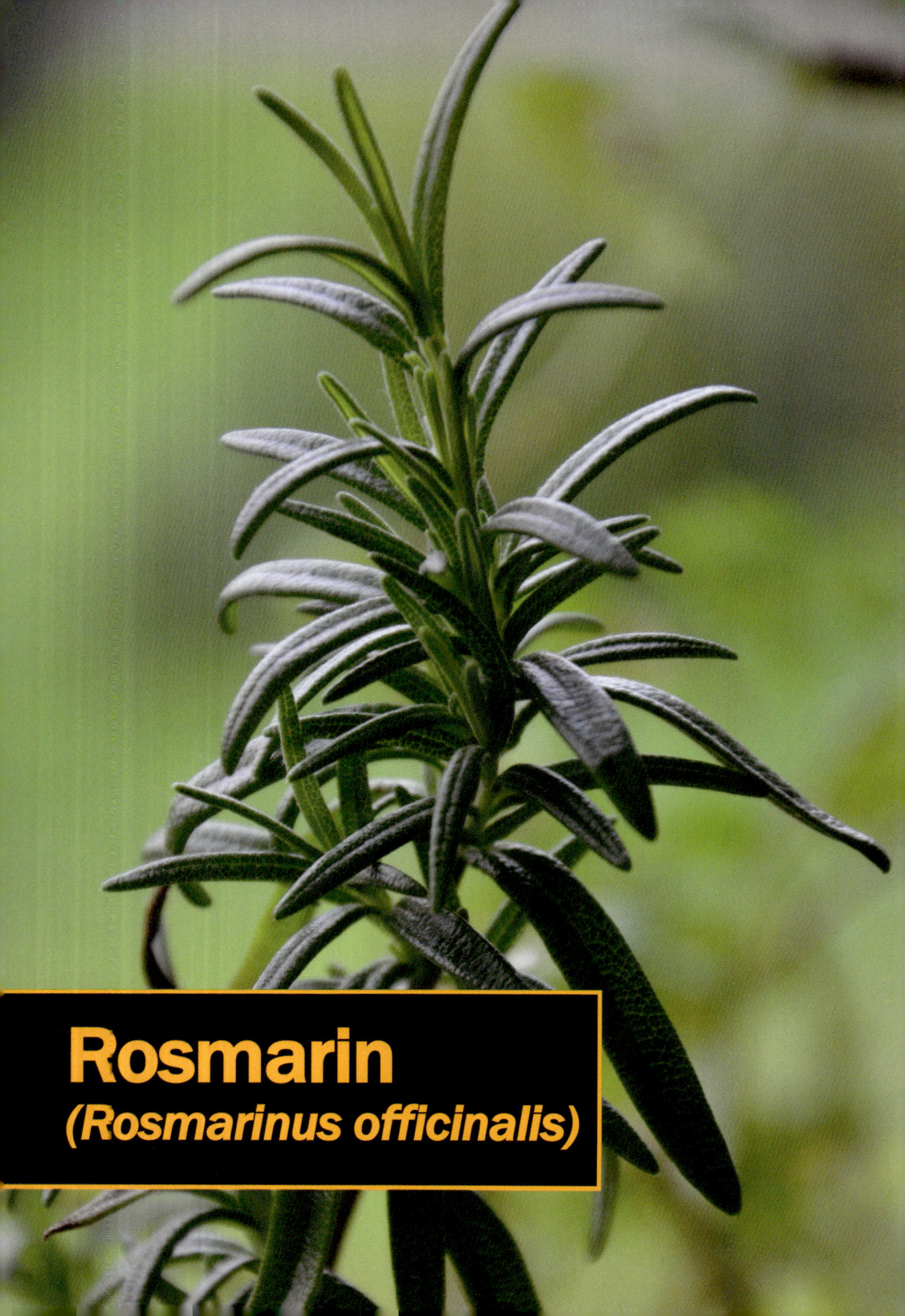

Rosmarin
(Rosmarinus officinalis)

Rosmarin

Der Muntermacher für Herz und Kreislauf

Als Tee oder Frischsaft fördert die mediterrane Pflanze Ihre Verdauung und aktiviert den Kreislauf. Äußerlich angewendet, lockert sie verspannte Muskeln und lindert rheumatische Schmerzen.

Die zur Familie der Lippenblütler (Lamiaceae) gehörende, immergrüne Pflanze ist ursprünglich im Mittelmeerraum beheimatet und kann bis zu 150 cm hoch werden. Die braunen Äste tragen die schmalen ledrig-harten Blätter, die hellgrün und an der Oberseite leicht weiß-filzig behaart sind sowie stark balsamisch duften. Im Frühsommer und manchmal noch mal im September zeigen sich die kleinen hellblauen, seltener rosafarbenen oder weißlichen, in Trauben stehenden Blüten.

Zu medizinischen Zwecken werden die vor der Blütezeit geernteten Blätter des Rosmarins verwendet. Aus den frischen Blättern kann das Rosmarinöl gepresst werden, die getrockneten Blätter werden als Teekraut angewendet. Extrakte der Rosmarinblätter werden auch in Salben verarbeitet.

Die wichtigsten Inhaltsstoffe der Rosmarinblätter sind:

- ätherisches Öl mit den Hauptkomponenten Cineol, Campher, Limonen
- Diterpene (u. a. Carnosolsäure, Rosmadial)
- Kaffeesäurederivate (Rosmarinsäure)
- Flavonoide
- Triterpene (u. a. Urolsäure)

Die medizinische Wirksamkeit der Rosmarinblätter wird vor allem dem ätherischen Öl zugeschrieben. Allerdings wird vermutet, dass es die Diterpene sind, die den Rosmarinblättern eine schwach keimtötende Wirkung geben. Die anregende Wirkung des Rosmarins können Sie auch als Aromatherapie nutzen.

So wirkt Rosmarin:

Innerlich
- krampflösend
- galleflussfördernd
- leberschützend
- antibakteriell
- antiviral
- kreislaufstärkend

Äußerlich
- durchblutungsfördernd
- schmerzstillend
- muskellockernd
- antiviral
- antibakteriell
- allgemein anregend

Wenn Sie sich müde und unkonzentriert fühlen, können Sie einfach ein paar Tropfen des ätherischen Öls in eine Duftlampe geben und den verströmenden Duft einatmen. Dadurch werden Sie mindestens ebenso wach wie nach einer Tasse Kaffee.

Rosmarin wird angewendet bei:
- Verdauungsschwäche
- niedrigem Blutdruck
- Erschöpfung
- Muskel- und Gelenkschmerzen durch rheumatische Erkrankungen oder Sportverletzungen
- schlecht heilenden Wunden

Für die innerliche Anwendung bei Verdauungsstörungen liegt ebenso eine Empfehlung der Kommission E des ehemaligen Bundesgesundheitsamts vor wie für die unterstützende Behandlung von rheumatischen Beschwerden und Durchblutungsstörungen. Die volksmedizinische Anwendung bei schlecht heilenden Wunden könnte durch die keimtötende Wirkung erklärt werden.

Achtung! Wenn Sie die empfohlene Tagesdosis von 4 bis 6 g bei innerlicher Anwendung einhalten sind keine Nebenwirkungen zu erwarten. In der Schwangerschaft sollte Rosmarin jedoch nicht angewendet werden.

So wenden Sie Rosmarin an

Rosmarin können Sie problemlos als Kübelpflanze, im Garten oder auf der Fensterbank züchten und die frischen Blätter direkt verarbeiten. Getrocknete Rosmarinblätter und Fertigpräparate erhalten Sie in der Apotheke.

Grundrezept für Rosmarintee

Übergießen Sie 1 TL getrocknete Rosmarinblätter mit 150 ml kochendem Wasser, und lassen Sie den Tee vor dem Abseihen 15 Minuten lang ziehen. Damit die flüchtigen ätherischen Öle erhalten bleiben, sollten Sie den Tee in dieser Zeit abdecken. Sowohl bei Verdauungsschwäche als auch bei Herz-Kreislauf-Schwäche und Erschöpfung können Sie von diesem Tee täglich morgens und mittags eine Tasse trinken.

Rosmarinbad zur Kreislaufanregung

Überbrühen Sie 50 g getrockneten Rosmarin mit 1 Liter kochendem Wasser und lassen Sie den Ansatz 20 Minuten lang abgedeckt ziehen. Filtern Sie den Tee ab und fügen Sie ihn einem maximal 37 °C warmen Vollbad hinzu. Baden Sie bei niedrigem Blutdruck oder Erschöpfung 15 Minuten darin.

Durchblutungsförderndes Rosmarinöl

Schneiden Sie eine Hand voll frische Rosmarinblätter klein und übergießen Sie diese in einem Schraubdeckelglas mit 100 ml Jojobaöl (aus der Apotheke). Lassen Sie den Ansatz vier Wochen lang an einem warmen Ort ziehen, filtern Sie das Öl anschließend ab und füllen Sie es in eine dunkle Flasche. Bewahren Sie das Öl kühl auf und reiben Sie bei Bedarf schmerzhafte Muskeln und Gelenke damit ein.

Fertigpräparate

Zur äußerlichen Anwendung: Retterspitz® Quick Muskelcreme, 100 g ab 10 €; Doc® Arnika Creme, 100 g ab 9,20 €

Zur innerlichen Anwendung: Rosmarin-Saft Schoenenberger®, 200 ml ab 5 €; Synergon® Kompl. Rosmarin 22, 100 ml ab 11 €

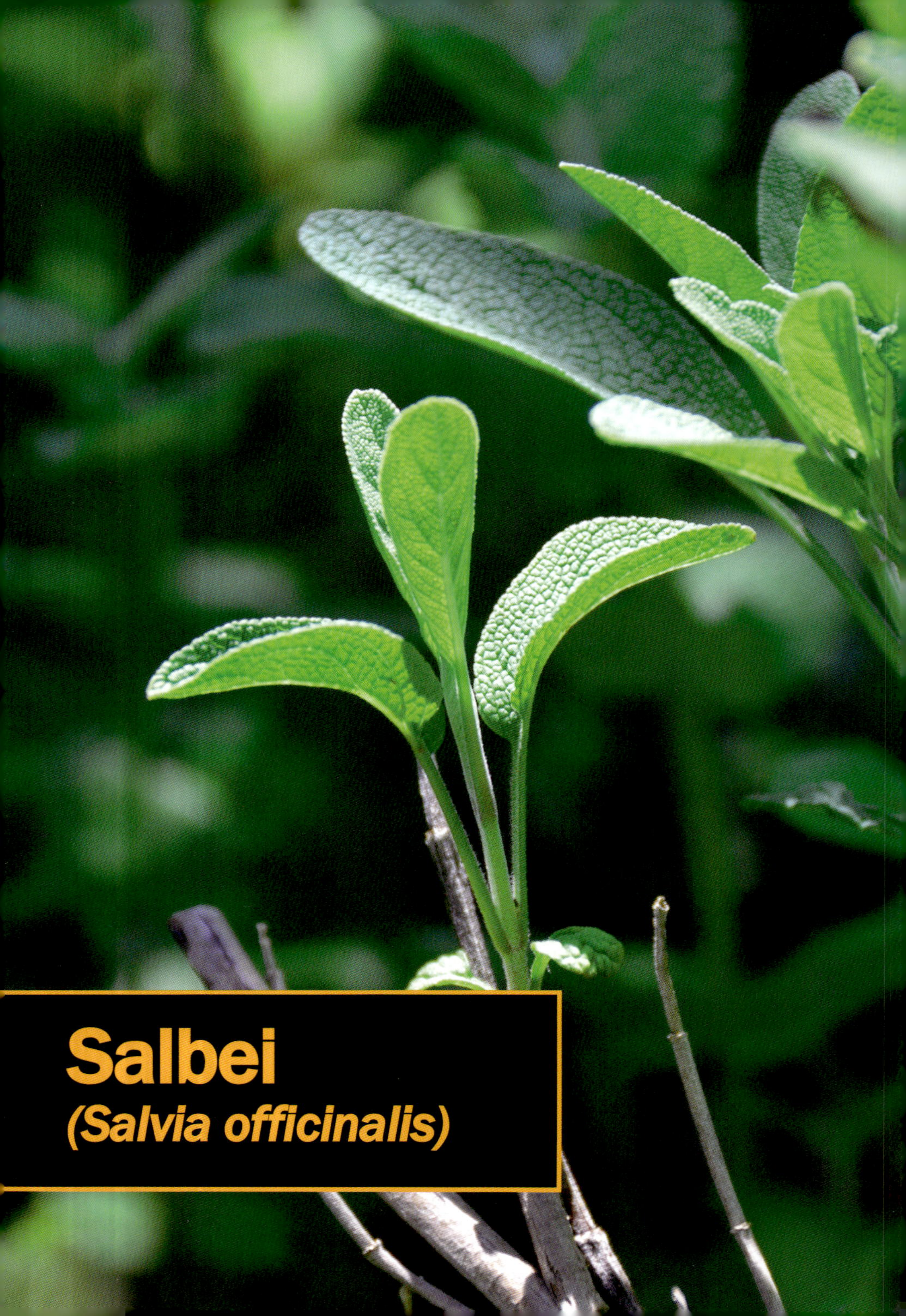

Salbei
(Salvia officinalis)

Salbei

Starke Waffe gegen Schweiß und Halsentzündungen

Innerlich oder äußerlich angewendet, können Sie mit Salbei eine übermäßige Schweißbildung zum Versiegen bringen. Entzündungen im Mundraum lindern Sie zuverlässig mit einer Teezubereitung.

Salbei ist ein bis zu 60 cm hoher Strauch aus der Familie der Lippenblütengewächse (Lamiaceae). Ursprünglich im Mittelmeerraum beheimatet, gedeiht er jedoch auch in unseren Gärten oder als Küchenkraut in einem kleinen Topf. Die Basis der Pflanze ist verholzt und bildet vierkantige, filzige Äste von weißgrauer Farbe. Ab Mitte Mai beginnt der Salbei zu blühen und trägt hellviolette Blüten, von denen sich jeweils sechs bis zehn zu einem Quirl anordnen.

Zu medizinischen Zwecken werden ausschließlich die frischen oder getrockneten Blätter der Pflanze angewendet. Aus ihnen werden sowohl Teezubereitungen als auch Frischpresssäfte und Fertigpräparate hergestellt, die Sie in Apotheken und Reformhäusern kaufen können.

Die wichtigsten Inhaltsstoffe der Salbeiblätter sind:

- ätherisches Öl (u. a. Cineol, Camphen, Thujon)
- Diterpene (v. a. Carnosol)
- Kaffeesäurederivate (Rosmarinsäure, Chlorogensäure)
- Flavonoide
- Triterpene (v. a. Urolsäure)

Für die keimtötende Wirkung ist insbesondere das ätherische Öl verantwortlich. Es hilft sowohl gegen Viren als auch gegen Pilze und Bakterien. Aufgrund der Gerbstoffe, die durch die Rosmarin- und

Chlorogensäure vertreten werden, können Salbeiextrakte auf die Schleimhäute adstringierend und damit stärkend wirken. Die Flavonoide aktivieren den Gallenfluss und fördern dadurch die Verdauung.

So wirkt Salbei:

- entzündungshemmend
- verdauungsfördernd
- schweißhemmend
- keimtötend

Eine der Hauptwirkungen der Salbei ist die Hemmung der Schweißsekretion. Dazu können Sie Salbeiauszüge sowohl äußerlich als auch innerlich anwenden. Der genaue Wirkungsmechanismus, der zur Verminderung der Schweißsekretion führt, ist allerdings bis heute noch nicht bekannt. Vermutet wird, dass einige der Inhaltsstoffe der Salbeiblätter an den Nervenenden der Schweißdrüsen angreifen und dort die Schweißproduktion drosseln.

Bei diesen Beschwerden wird Salbei angewendet:

- Verdauungsbeschwerden
- übermäßiges Schwitzen
- Hitzewallungen in den Wechseljahren
- Schweißfüße
- Mundschleimhautentzündung
- Halsentzündungen

Bei Entzündungen im Mund- und Rachenraum können Sie mit Salbei-Tee oder -Extrakten gurgeln, inhalieren oder Spülungen vornehmen. Aufgrund der jahrhundertelangen positiven Erfahrungen empfiehlt die Kommission E des ehemaligen Bundesgesundheitsamts die äußere Anwendung von Salbei bei Entzündungen im Mund und Rachen sowie die innerliche Anwendung bei Verdauungsbeschwerden und vermehrter Schweißsekretion.

Achtung! *Bei Dosierungen über 15 g Salbeiblättern können Hitzegefühle, Herzrasen, Schwindel und epilepsieartige Krampfanfälle auftreten.*

So wenden Sie Salbei an

Salbeiblätter können Sie das ganze Jahr über sammeln und frisch verarbeiten. Die beste Erntezeit ist jedoch im Frühjahr vor der Blüte. Binden Sie die kleinen Äste mit den Blättern zu einem Strauß zusammen, und hängen Sie sie zum Trocknen über Kopf an einem luftigen Ort auf. Getrocknete Salbeiblätter erhalten Sie in der Apotheke.

Grundrezept für Salbei-Tee

Überbrühen Sie 1 Teelöffel getrocknete Salbeiblätter mit 150 ml kochendem Wasser, und seihen Sie den Tee nach 15 Minuten ab. Trinken Sie bei Verdauungsbeschwerden mit Völlegefühl vor dem Essen 1 Tasse davon. Gegen nächtliches Schwitzen hilft Ihnen dieser Tee, wenn Sie ihn vor dem Schlafengehen trinken.

Schweißhemmendes Salbei-Fußbad

Übergießen Sie 4 Esslöffel Salbeiblätter mit 1 Liter kochendem Wasser, und lassen Sie den Ansatz 15 Minuten lang ziehen. Füllen Sie den Sud nach dem Abseihen in eine Fußwanne. Fügen Sie so viel warmes Wasser hinzu, dass Ihre Knöchel bedeckt sind, und baden Sie Ihre Füße 15 Minuten lang darin.

Salbei-Inhalation gegen Halsentzündungen

Geben Sie 2 Esslöffel Salbeiblätter in eine Schüssel mit 1 bis 1,5 Liter kochendem Wasser. Beugen Sie Ihr Gesicht darüber, und decken Sie den Kopf über der Schüssel mit einem Handtuch ab. Atmen Sie nun 10 Minuten lang die aufsteigenden Dämpfe abwechselnd durch den Mund und durch die Nase ein.

Fertigpräparate

Zur innerlichen Anwendung: Swaetosan®, 50 Drg. ab 9 €; Salvysat®, 30 ml ab 5 €

Zur äußerlichen Anwendung: Aperisan® Gel, 10 g ab 5 €; Schoenenberger® Salbei, 200 ml ab 5 €; Allpharm® Salbei, 200 ml ab 8 €; Salviathymol® N, 100 ml ab 9 €; Salbei Curarina®, 100 ml ab 12 €

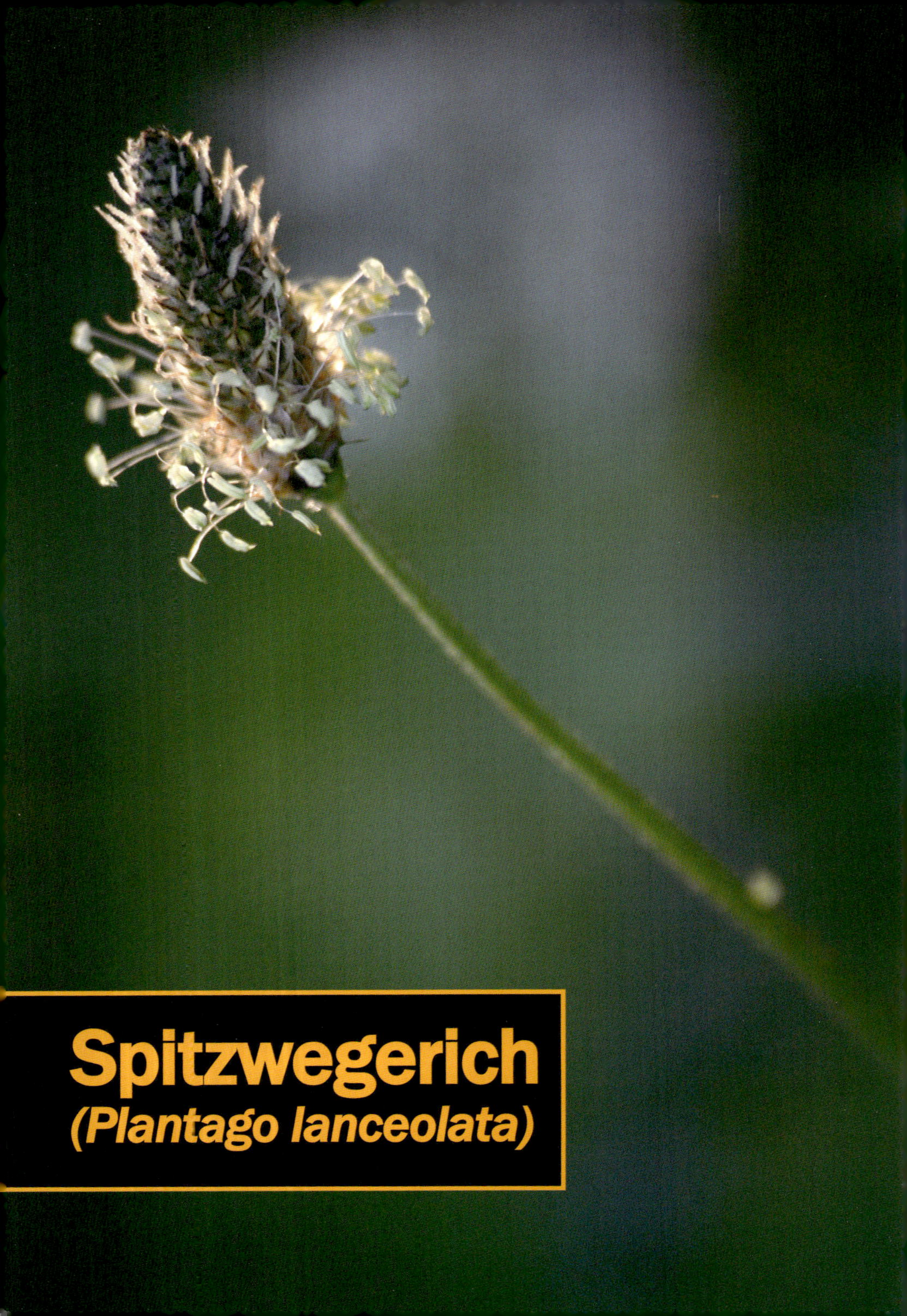

Spitzwegerich
(Plantago lanceolata)

Spitzwegerich

Ihr perfekter Hustenlöser: Sirup aus den Blättern

Der Frischsaft beruhigt die gereizten Bronchien

Der Spitzwegerich gehört zu den Wegerichgewächsen (Plantaginaceae) und ist in ganz Europa heimisch. Die bis zu 50 cm hohe Pflanze, deren schmale Blätter rosettenförmig direkt aus dem Boden sprießen, wächst unscheinbar an Wegesrändern. Im Mai treiben die kantigen Stängel aus, die ohne Verzweigung senkrecht nach oben wachsen und an ihrer Spitze bis in den September kleine, bräunliche Blüten in Ährenform tragen.

Zu medizinischen Zwecken werden die zur Blütezeit geernteten frischen oder getrockneten oberirdischen Pflanzenteile verwendet. Sie sind in Fertigpräparaten Bestandteil von Teezubereitungen und Hustensäften. Außerdem erhalten Sie fertige Spitzwegerichsäfte, die ausschließlich aus dem reinen Presssaft der Blätter bestehen.

Das sind die Inhaltsstoffe des Spitzwegerichs:
- sekundäre Pflanzenstoffe (Iridoide)
- Schleimstoffe
- Flavonoide
- Kaffeesäureester
- Gerbstoffe
- Hydroxycumarine
- Saponine
- Kieselsäure

Das zu den Iridoiden gehörende Aucubin wirkt wie ein natürliches Antibiotikum, weshalb Spitzwegerich bei bakteriellen Entzündungen hilfreich ist. Die Schleimstoffe lindern Reizungen der

Rachenschleimhaut und der Bronchien. Schleimhautentzündungen heilen schneller ab, weil die Gerbstoffe zusammenziehend wirken.

So wirkt Spitzwegerich:

- entzündungshemmend
- antibakteriell
- wundheilend
- zusammenziehend
- hustenlindernd
- auswurffördernd
- krampflösend
- schleimlösend

Die Volksmedizin wendet Spitzwegerichblätter traditionell auch zur Wundversorgung und bei Insektenstichen an. Dazu können Sie einfach ein paar frische Blätter zerreiben und auf die betroffene Hautstelle auflegen oder eine mit Spitzwegerich-Tinktur getränkte Kompresse auflegen.

Bei diesen Beschwerden hilft Ihnen Spitzwegerich:

- Husten
- Bronchitis
- Entzündungen der Mundschleimhaut
- Halsentzündungen
- Insektenstiche
- kleine Wunden

Der Spitzwegerich ist vor allem eine Heilpflanze für Entzündungen der Atemwege und der Haut. Dementsprechend befürwortet auch die Kommission E des ehemaligen Bundesgesundheitsamts die innerliche Anwendung des Spitzwegerichs bei Entzündungen der Bronchien und des Rachens. Außerdem empfiehlt sie die äußere Anwendung bei entzündlichen Hautveränderungen.

Risiken, Neben- und Wechselwirkungen *treten bei bestimmungsgemäßem Gebrauch nicht auf. In sehr seltenen Fällen kann es zu Durchfall und allergischen Hautreaktionen kommen.*